Aldidente-Diät

Dagmar von Cramm

Aldidente-Diät
Preiswert und schlank durchs ganze Jahr

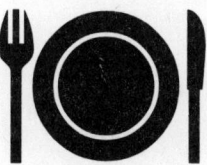

Eichborn.

Dagmar Freifrau von Cramm ist Journalistin und Ökotrophologin. Sie ist Präsidiumsmitglied der Deutschen Gesellschaft für Ernährung und lebt in Freiburg im Breisgau. 1999 erschien von ihr: Aldidente – Kochen Für viele.

4 5 6 03 02 01 00

Eichborn AG, Frankfurt am Main, März 2000
Umschlaggestaltung: Christina Hucke unter Verwendung
einer Illustration von Uschi Heusel
Lektorat: Oliver Thomas Domzalski
Redaktion: Tanja Reindel
Satz und Layout: Jeanne van Stuyvenberg
Druck und Bindung: WS Bookwell, Finnland 2000
ISBN 3-8218-3560-5

Verlagsverzeichnis schickt gern:
Eichborn Verlag AG, Kaiserstr. 66,
D-60329 Frankfurt am Main
Besuchen Sie uns im Internet: http://www.eichborn.de

Inhaltsverzeichnis

Seite 7
1. Was, Sie, Frau v. Cramm?

Seite 9
2. Warum Diäten dick machen –
und unglücklich (Die Wissenschaft)

Seite 11
3. Warum Diäten manchmal guttun
(Die Praxis)

Seite 15
4. Warum die AlDiät gesünder, glücklicher
und auch ein bißchen schlanker macht

Seite 17
5. Das Problem mit dem Fett – ganz praktisch
(Einkauf & Kochen)

Seite 23
6. Für alle Zeiten: Frühstück à la carte

Seite 30
7. Für den traditionsbewußten Mitläufer:
AlDiät im Frühjahr
Die Nudel-Crash-Kur
10x hot im Frühjahr

Seite 41
8. Bewegung in sechs Akten
10x cool im Frühjahr

Seite 51
9. Für den Last-Minute-Typ:
AlDiät im Sommer
Die Obst-Gemüse-Crash-Kur
10x hot im Sommer

Seite 62
10. Gesucht: Cellulitisfreie Zonen
10x cool im Sommer

Seite 71
11. Für den Genießer: AlDiät im Herbst
Die Kartoffel-Crash-Kur
10x hot im Herbst

Seite 83
12. Dame ohne Unterleib
10x cool im Herbst

Seite 92
13. Für den Ferntouristen: AlDiät im Winter
Die Reis-Crash-Kur
10x hot im Winter

Seite 104
14. Aldi und die Schönheit
   10x cool im Winter

Seite 114
15. Meine Wunderdiäten

Seite 118
Köchelverzeichnis

1.

Was, Sie, Frau v. Cramm?

Ich weiß – der Jojo-Effekt. Diäten machen dick und unglücklich. Weil nach der Hungerphase unweigerlich die Freßphase kommt. Und zwar tüchtig. Weil der Gedanke ans Essen – viel, fett und verboten – so süchtig macht, daß man ungestraft durch keinen Supermarkt, geschweige denn Aldi, kommt. Die Reihe mit Süßigkeiten, Chips und so ...

Oder sie machen dünn und unglücklich, weil sie zu Eßstörungen führen – Sie wissen schon, Bulimie und Schlimmeres. Ich mag gar nicht darüber nachdenken. Gerade wo jetzt die Mode so spuchtelig ist mit Schlaghosen und knappen Wämschen. Na ja – der Strick-Look mit Langrock bringt da vielleicht Entlastung!

Und überhaupt: Diäten sind megaout. Als Ernährungswissenschaftlerin bin ich strikt dagegen. Mal ganz abgesehen davon, daß es sich gar nicht um Diäten handelt. Es geht um Reduktionskost. Und was reduziert wird, ist ja klar: der Wohlstandsspeck, der sich irgendwann schmelzend auf die Hüften legt. Mit dem sich der Brigitte-Diät-Club und sämtliche Frauenzeitschriften befassen. Also nicht um das echte Leid der wirklich Adipösen (d.h. Dicke), denn im Do-it-yourself-Verfahren ist schweres Übergewicht kaum zu bewältigen. Es geht mir eher um Unbehagen, um ästhetische Gesichtspunkte, vornehm ausgedrückt. Um die kneifende, klemmende Garderobe. Und um tiefgründigere Motive. Denn ganz ehrlich: So ganz ohne Diäten wär das Leben, vor allem das Leben als Frau in den besten Jahren, ja relativ reizlos. Ohne Höhen und Tiefen. Auf die Dauer jedenfalls. Haben Sie schon mal an der Kasse angestanden? Am Montag? Wenn die Woche frisch und neu ist? Da liegen die Sünden des Wochenendes hinter uns, die guten Vorsätze sind das Thema. Sprich: die Diät. Chefredakteure von Frauenzeitschriften wissen das ganz genau und sorgen dafür, daß dieses Bedürfnis gestillt wird. Jede Woche aufs neue. Und Verlage wissen das auch!

Mit anderen Worten: Der Mensch braucht die Diät. Sogar wenn er sie nicht braucht. Davon jedoch später. Aber warum soll ausgerechnet ich ...?

Nun, es ist nicht so, daß ich übergewichtig bin. Aber auch ich habe so meine Diäterfahrungen. Über meine persönliche Diät-Biographie erfahren Sie mehr im Kapitel 15. Als Stichworte seien hier nur »Lufthansa-Diät«, »Mayo-Diät«, »Atkins«, Sherry-Diät« und »Schlankheitströpfchen« genannt…

Mein Ernährungswissenschaftsstudium schloß ich mit einer Diplomarbeit über den Brigitte-Diät-Club und die Weight Watchers ab. Inzwischen bin ich also ein richtiger Diät-Profi. Und wenn die Diät bestimmte Voraussetzungen erfüllt, bin ich sogar ein Diätfan. Diät soll gesund schlanker machen. Sie soll keine Doktorarbeit sein, sondern ganz einfach funktionieren. Natürlich muß sie den neuesten wissenschaftlichen Erkenntnissen entsprechen. Und die sind zum Glück ganz klar. Ich mag kein Brimborium – bitte keine Kult-Kur. Sie soll Spaß machen, Appetit auf neue Rezepte wecken und schnelle Ideen liefern. Sie soll Lust machen, auf eine neue Art zu essen. Also ein bißchen umerziehen. Sie muß in die Jahreszeit passen. Und sie sollte natürlich billig sein – für jedermann und jedefrau. Aldi, also. AlDiät.

AlDiät? Aldi ist nämlich eine wahre Diätwüste! Kein Light-Produkt weit und breit – keine Schlankheitstees oder Ballaststoffpillen – und so soll man abnehmen? Was die wenigsten wissen: Die wahren Schlankmacher sind ganz normale Lebensmittel: Kartoffeln, Brot, Nudeln, Gemüse, Obst, magere Milchprodukte. Basics also. Beim Rest muß man ein wenig auf den Fettgehalt achten. Der Rest ist simpel – und handfest. Wie Aldi eben.

Ob die Aldi-Käufer überhaupt diätfähig sind? Ich bitte Sie! Schauen Sie mal genau hin – mehr sag ich dazu nicht. Und hören Sie zu. Vor dem Krabbelkorb mit den Dessous zum Beispiel. Na also. Zwischendurch mal so eine Diät ohne Schnickschnack, das wär's. Ohne falsche Versprechungen, solide, machbar, erfolgreich und gut. Bitte schön, hier ist sie.

2.

Warum Diäten dick machen – und unglücklich (Die Wissenschaft)

Gerade war ich beim Adipositas-Kongreß. Da treffen sich Professoren und Doktoren, Psychologen und Ernährungsfachleute, die Menschen zum Abspecken bringen möchten. Sie suchen, wie wir alle, verzweifelt den Knopf, auf den man drücken muß, um wieder dünn zu werden. So ganz überzeugend sind die Ergebnisse bisher allerdings nicht. Aber sie fanden zumindest heraus, daß Abnehmprogramme zwar unglaublich teuer sind, aber nicht mehr bringen als die Ernährungsberatung um die Ecke. Oder eben der Brigitte-Diät-Club. So ein paar Dinge kamen aber dann doch zutage.

Da ist zunächst die Genetik – die Vererbungslehre. Zwillingsstudien brachten den Beweis, daß Pfunde auch Schicksal sein können: Zu 40 bis 80% sind barocke Formen wahrscheinlich erblich bedingt: Dicke Mama, dickes Kind. Wir wußten es ja schon immer: Den guten Futterverwerter gibt es doch!

In früheren Zeiten war der gute Futterverwerter gerade dadurch lebenstüchtig – Hungersnöte waren häufig. Er überlebte sie alle. Doch in der Wohlstandsgesellschaft? Hungern? Oder zumindest fettarm essen? Das ist beim heutigen Lebensstil gar nicht mehr so einfach: Wir essen in Kantine oder Kneipe, schieben Pizza und anderes unaufgetaut in den Ofen und löffeln die wunderbarsten Joghurtdesserts frisch aus dem Kühlregal. Wer selber kocht, ahnt ja zumindest, was er da alles an Fett in den Topf tut. Doch bei Fertiggerichten verlieren wir regelmäßig den Überblick.

Außerdem ist es ja so preiswert wie nie, sich rund zu essen: Früher mußte ein Arbeiter für ein Ei Stunden arbeiten, heute reichen schon Minuten! Natürlich haben wir quasi einen Fett-Detektor auf der Zunge. Aber der signalisiert uns leider meist bei etwas fetteren Dingen: »Schmeckt guuuut – mehr!« Folge: Wir essen konstant zu viel und zu fett. Für die schlechten Zeiten. Aber die sind eben doch nicht mehr so schlecht, hier in Westeuropa ... Aber es gibt eine Chance: Wer sich tummelt, der kann auch auf der Joggingstrecke das eine oder andere Pfündchen loswerden. Bewegung hält unseren Stoffwechsel auf Trab und sorgt dafür, daß sich die Fettpolster gar nicht erst breitmachen. Aber auch hier macht uns der Fortschritt einen Strich durch die Rechnung: Unsere Tätigkeiten werden immer bewegungsärmer: Maschinen nehmen uns die körperliche Arbeit ab, Autos die Wege, das Telefon die Besuche und das Internet letzten Endes den Einkaufsbummel. Da nützt der wöchentliche Gang ins Fitneßstudio wenig. Lieber mäßig, aber regelmäßig Bewegung – so die einhellige Meinung der Wissenschaft.

Und wie steht's konkret mit dem Abnehmen? Die gute Nachricht: Den meisten gelingt es tatsächlich abzunehmen. Die schlechte Nachricht: Nach bestenfalls zwei Jahren sind die Pfunde wieder drauf. Und manchmal noch ein paar mehr. Jojo-Effekt nennt man das. Denn den meisten Menschen gelingt es nur eine Zeitlang, sich zusammenzureißen, zu verzichten, kontrolliert zu essen. Vor allem, solange die Kilos brav purzeln. Das motiviert! Doch auf die Dauer wird das mühsam: Der Körper lernt zu sparen – schließlich sind für ihn Hungerzeiten angebrochen. Wir werden müde, fauler, senken die Körpertemperatur (frieren) und verbrauchen durch all das weniger Energie. Dann kommen ein schönes Fest, ein paar Feiertage und etwas Frust – es wird wieder gefuttert. Unsere Fettzellen plustern sich begeistert auf – schon Normalkost setzt nach einer Crashkur an. Die Schuldgefühle wachsen – wer kennt das nicht? Eine leichte Scheiß-egal-Stimmung kommt auf – das war's dann. Bis zur nächsten Kur. Wer das ein paar Jahre lang mitmacht, der weiß am Ende nicht mehr, wann er wirklich Hunger hat, was ihm wirklich schmeckt und wann er echt satt ist. Außerdem hat er seine Selbstachtung verloren. Ein Diät-Versager: Pfui Spinne!

Warum Diäten manchmal guttun (Die Praxis)

Also – demnach müßten Diäten eigentlich ausgestorben sein. Völlig! Aber dem ist nicht so! Im Gegenteil: Es gibt immer mehr! Bücherweise! Warum? Zunächst natürlich, weil wir alle bisher nicht dünner geworden sind. Die Diät-Motivation bleibt bestehen. Doch darüber hinaus glaube ich, daß es ein Diät-Grundbedürfnis gibt. Ein immer wiederkehrendes, unstillbares Bedürfnis nach Verzicht, Selbstkasteiung, Entbehrung. Wenn wir diesen Überfluß mal wieder so richtig dicke haben. Und natürlich die Sehnsucht danach, ein besserer, gesünderer, schlanker(er) und schöner(er) Mensch zu werden. Fastenkuren sind so alt wie die Menschheit, und gute Vorsätze auch. Wer weiß, wie dick wir alle wären, wenn wir zwischendurch nicht ab und zu den Gürtel enger schnallen würden? Und einen Grund zum Jammern brauchen wir ab und zu auch. Selbst wenn es nur um die Pfunde geht. Also: Nutzen Sie Ihre Aufbruchstimmung, Ihren optimistischen Blick in die Zukunft, Ihre Sehnsucht nach der Bikini-Figur, um eine wirklich nette, vernünftige und leckere Diät zu machen. Eine natürlich, die alles beinhaltet, was eine solche Kur nachweislich zum Erfolg führt.

1. **Low fat – bedeutet nicht nur: runter mit dem Fett auf den Hüften, sondern auch und gerade: runter mit dem Fett im Essen. Dazu müssen Sie etwas über die Ernährungsbausteine wissen. Drei Ernährungsbausteine liefern uns die Energie zum Leben. Sie wird in Kilokalorien gemessen:**

- **Kohlenhydrate liefern die schnelle Energie. Sie werden am leichtesten verdaut und sofort verbraucht – es wird uns rasch warm, wenn wir sie gegessen haben. Kohlenhydrate kommen fast nur in pflanzlichen Lebensmitteln vor: Obst, Gemüse, Getreide, Kartoffeln und auch im Zucker. Sie liefern den Löwenanteil in unserem Essen – so sollte es jedenfalls sein. Denn neben der Energie liefern sie auch die meisten Vitamine, Mineralstoffe und Bioaktivstoffe. Kommen sie aber konzentriert als Zucker daher, sind sie frei von diesen guten Substanzen. Und** in Mengen, z.B. in süßen Getränken genossen, können Zuckerkalorien ausnahmsweise auch in Fett umgewandelt werden. Normalerweise eignen sich Kohlenhydrate als menschliches Mastfutter aber eher schlecht. Sie werden eben schnell verpulvert. Was unsere Rettung ist!

- **Eiweiß ist ein wichtiger Baustein unserer Zellen und unserer Erbinformation.** Es kostet unseren Stoffwechsel einige Tricks und Energie, Eiweiß zur Energiegewinnung zu verarbeiten. Es ist deshalb kein Dickmacher – aber wir brauchen es auch nur in beschränkten Mengen. Enthalten ist es in Milchprodukten, Fisch, Fleisch, Ei, aber auch in Getreide, Hülsenfrüchten und Pilzen. Zuviel Eiweiß belastet unsere Nieren, kann zu Gicht und rheumatischen Erkrankungen führen. Und weil tierisches Eiweiß im Lebensmittel meist mit Fett kombiniert ist, sollte es ohnehin mit Zurückhaltung genossen werden.

- **Fett ist unser Energiespeicher** – sobald wir es bekommen, schleust unser Körper es blitzschnell in seine Vorratszellen ein. Unsere Fettzellen ziehen das Fett aus der Nahrung magisch an – sie möchten es für schlechte Zeiten speichern, es setzt als Polster an. Fett hat außerdem doppelt soviel Energie wie die anderen Bausteine. Und: Wir essen viel zu viel davon – 120 g pro Tag statt 60 g! Milchprodukte, Fleisch, Ei und Nüsse sind Fettknüller! Fett pur ist in Öl, Butter und Margarine. Zusätzlich verstecken sich Fette in vielen Fertigprodukten: Wurst, Schokolade, Kuchen, Aufläufen ...

Die schlechte Nachricht: Wer abspecken will, muß Fett sparen. Die gute Nachricht: Sie dürfen dabei soviel Kohlenhydrate essen, wie Sie wollen.

2. **Three times a day bedeutet: Feste Mahlzeiten, bitte.** Nicht ständig vor dem Kühlschrank rumgelungert! Schluß mit den endlosen kalorienreduzierten Snacks gegen den Heißhunger. Lösen Sie sich vom Diät-Pepsi-Tropf. Statt dessen: Dreimal mit vollem Teller in netter Runde so richtig satt essen. Nebenbei – das ist das Geheimnis der Trennkost-Diäten: Nicht das Trennen macht dünner, sondern die Ruhepausen zwischen den Mahlzeiten! Außerdem: Erst wer richtig hungrig ist, kann sich richtig satt essen. Beide Gefühle spielen beim gesunden Ernährungsverhalten eine wichtige Rolle. Wer

ständig nascht, verliert ganz schnell den mengenmäßigen Überblick und ist trotzdem nie so richtig satt. Außerdem sind Snacks von Chips bis Schokolade meist ganz schön fettreich. Also: Bei der AlDiät wird dreimal täglich so richtig gegessen. Ausnahme: Kaffee oder Tee mit fettarmer Milch – das zählt nicht. Auch rohes Obst und Gemüse dürfen Sie zwischendurch essen – das hat nachweislich noch nie geschadet. Und wer wirklich hart arbeitet und dringend ein zweites Frühstück braucht, der soll es bekommen. Aber bitte gemütlich, im Sitzen. Sozusagen als vierte feste Mahlzeit. Aber das Betthupferl, das lassen Sie lieber weg. Und vor der Glotze gibt es allerhöchstens Kaugummi – wenn Sie unbedingt was zwischen den Zähnen brauchen ...

3. Fast Food ... stop! Nicht, was Sie denken. Sie wissen doch: Fertiggerichte sind unberechenbar, was ihren Inhalt betrifft. Und zwischendurch essen ist auch nicht drin. Aber Sie glauben gar nicht, wie »fast« selber kochen sein kann. Und wie unkompliziert. Unsere Rezepte sind alle in 30 Minuten gezaubert – nur Ofenschlupfer müssen länger backen. Die Zutaten – das ist der Clou – finden Sie alle bei Aldi. Sie müssen sich also nicht den Versuchungen der üblichen Erlebniswelten moderner Supermärkte aussetzen. Mit Probierdame samt -gläschen. Mit synthetischen Duftstoffen und enthemmender Musik. Oder gar über verlockende Bauernmärkte schlendern mit fetten Würsten und Rohmilchkäse. Nein! Zielstrebig zwischen Pappkartons läßt sich ohne Anfechtung nach Liste kaufen. Und wirklich nur, was man braucht. Garantiert duftfrei und unverlockend. Denn je mehr und intensiver Sie sich mit Essen und Trinken beschäftigen, desto wichtiger wird es Ihnen. Auf Diät kann so was zur Obsession werden. Und um das zu vermeiden, sind unsere Rezepte – wie gesagt – schnell und einfach. Sie kommen ohne Waage aus. Wir messen mit einem 200-ml-Becher ab (auf Seite 21 gibt es für die ganz Genauen eine Umrechnungstabelle): Nehmen Sie einen leeren Sahne-, Schmand- oder Joghurtbecher. Im übrigen halten wir uns an die Aldi-Saison. Viel wichtiger als endlose Menü-Überlegungen ist es, foodfreie Räume zu finden, die Ablenkung und Anregung bieten.

Was nicht ganz einfach ist, wie Sie schnell feststellen werden: Kein Kino ohne Eiscreme – halten Sie sich an Popcorn und Haribos.

4. Start moving. Alle guten Ratschläge fruchten nichts, wenn Sie sich nicht ernsthaft in Bewegung setzen. Denn das kostet Energie, sprich Kalorien. Zunächst braucht Ihr Körper einen Grundumsatz, um überhaupt zu existieren. Jede Tätigkeit, die darüber hinaus geht, wird als Arbeitsumsatz bezeichnet. Denken kostet leider keine zusätzliche, meßbare Energie. Und Sitzen nur wenig. Obwohl beides – wie ich aus Erfahrung weiß – wirklich hungrig macht! Gehen, laufen, radeln, Gartenarbeit, bügeln, Fenster putzen, fegen – das bringt unseren Schornstein zum Rauchen! Was noch besser ist: Muskelzellen verbrauchen mehr Energie als kleine, träge Fettzellen. Da beißt sich die Katze in den Schwanz: Wer körperlich aktiv ist, hat auch mehr Muskeln und braucht also viel mehr Kalorien als der eher ruhige, rundliche Typ. So gesehen ist Aldi vielleicht nicht unbedingt das Optimum: Die Rennstrecken sind überschaubar und Parkplätze in der Regel dicht dabei. Allenfalls die Schlachten am Mittwoch vor Krabbelkörben mit den Kaschmirschals oder die schon legendäre Computer-Kaufe bringen da Punkte! Aber im großen und ganzen muß es dann wirklich das übrige Leben bringen. Keine Sorge – Sie müssen keine Sportskanone werden. Hausarbeit zum Beispiel bringt tatsächlich eine ganze Menge, meine Herren. Aber zusätzlich wäre Schwimmen oder Radeln oder einfach strammes Spazierengehen ideal (die Sportschuhindustrie nennt das Walken und bietet dazu abrollfreundliche Spezialschuhe an – demnächst sicher auch bei Aldi). Übrigens, auch wenn Sie heftiges Übergewicht haben: Bewegen sich Ihre Fettpolster eher im kosmetisch unerwünschten Bereich, bringt Joggen eine ganze Menge. Ich habe da bei Freundinnen die Pfunde förmlich schmelzen sehen ...

4.

Warum die AlDiät gesünder, glücklicher und auch ein bißchen schlanker macht

Wir haben die ganze Zeit übers Abnehmen gesprochen. Aber wie dick darf der Mensch eigentlich sein? Vielleicht können Sie ja das Buch ganz schnell weiterverschenken, wenn Sie dieses Kapitel gelesen haben. Denn dick sein ist zunächst eine sehr relative Angelegenheit: Probiere ich eine Hose an, die eine Nummer zu klein ist, fühle ich mich fett. Ist der Rock eine Nummer zu groß, fühle ich mich zart und zerbrechlich. Dazu kommt dann noch die subjektive Gemütslage ... Aber die Medizin hat zu unser aller Glück ein Maß für Fettleibigkeit entwickelt: den Body-Mass-Index, kurz BMI. Er setzt die Kilos ins rechte Verhältnis zur Größe, was das frühere Normalgewicht nicht schaffte. Allerdings brauchen Sie einen Taschenrechner, um Ihren BMI zu berechnen. Hier ist die Formel:

BMI = Körpergewicht (kg) : Körperlänge (m²)

Nun haben Sie Ihren BMI. Liegt er zwischen 20 und 25, dann ist Ihr Abnehmproblem eingebildet. Dann sind Sie nämlich gerade richtig. Zwischen 25 und 30 könnten Sie etwas für die schlanke Linie tun. Vor allem, wenn Sie unter 50 sind. Denn wissenschaftliche Studien ergaben, daß mit zunehmendem Alter ein gepflegtes Übergewicht durchaus empfehlenswert ist. Wer einen BMI von über 30 hat, dem hilft das auch nicht: zuviel ist einfach zuviel.

Daß sich ein lebenslang angefuttertes Übergewicht nicht in ein paar Wochen abbauen läßt, ist klar. Sehen Sie deshalb auch die AlDiät ganz entspannt. Sie essen jetzt einfach ein bißchen fettärmer, naschen weniger, kochen schneller und bewegen sich mehr. Ganz automatisch, langsam, aber sicher, wird Ihr BMI sinken. Wenn Sie ein Ziel brauchen, setzen Sie sich ein erreichbares. Unter Fachleuten sind das etwa 10% Gewichtsabnahme in einem Vierteljahr. Vergessen Sie also das 3-Kilo-in-1-Woche-Ding. Und starren Sie nicht nur auf die Waage: Muskelmasse wiegt mehr als Speck! Selbst wenn Sie nur wenige Kilos abnehmen, kann Ihr Körper durch mehr Bewegung schlanker und proportionierter sein als zuvor. Vor allem: Gehen Sie nur einmal pro Woche auf die Waage – nicht öfter. Denn es gibt kurzfristige Gewichtsschwankungen – und die verunsichern Sie nur.

Wenn Sie es ganz professionall angehen möchten, gründen Sie einen Aldi-Diät-Club. Treffpunkt immer montags, mittwochs, freitags am besten diskret vor der Tiernahrung – fern von jeder Verführung. Abfragen der versteckten Fette, Diskutieren der neuesten Rezepte, Zunahme-Abnahme, Verabredung zum Schwimmen, Turnen, Fensterputzen. So ungefähr könnte das ablaufen – als offene Gruppe quasi.

Haben Sie Ihr Zielgewicht ins Auge gefaßt? Dann kann's weitergehen.

Das Problem mit dem Fett – ganz praktisch (Einkauf & Kochen)

Ich verspreche Ihnen: Sie dürfen Berge essen. Bis Sie so richtig satt und zufrieden sind. Aber nicht ständig und immerzu, sondern morgens, mittags, abends. Die Uhrzeit bestimmen Sie – nach Lebensrhythmus und -gefühl. Sind Sie ein Morgenmuffel, reicht Ihnen vielleicht eine Tasse Milchkaffee – und erst um 10 wird richtig gefrühstückt. Abendmenschen können auch erst um 20.00 Uhr oder später schlemmen. Und wann Sie warm oder kalt essen, das spielt wirklich keine Rolle! Nehmen Sie auf sich und Ihren Lebensstil Rücksicht – Sie müssen schließlich nicht alles über den Haufen werfen, was Ihnen bisher gutgetan hat, denn das hält kein Mensch auf Dauer durch. Es gibt eine große Nasch-Ausnahme: Zwischendurch dürfen Sie rohes Obst und Gemüse nach Gusto essen. Da gibt's keine Begrenzung, und das macht auch nicht dick. Es sei denn, Sie schaffen 2 kg Sultana-Trauben an einem Nachmittag ...

So. Damit hätten wir das Wann geklärt. Vielleicht noch ein paar Worte zum Wie.

Aldi und Lifestyle müssen sich ja nicht unbedingt ausschließen – obwohl manche Artikel das vermuten lassen. Also: Machen Sie es sich schön beim Essen. Sie kennen die einschlägigen Tips: Set, Serviette, Kerze oder Blümchen. Nicht etwa im Stehen vor der Glotze oder so. Oder nachts aus dem Kühlschrank. Nein, genießen sollten Sie Ihre Diät schon. Löffel für Löffel. Vom Teller – ganz bewußt. Ernährungsselbsterziehung ist angesagt – holen Sie nach, was Ihre Eltern und die Gesellschaft versäumt haben. Es ist nie zu spät!

Wieviel – das bezieht sich in erster Linie aufs Fett. Der Durchschnittsdeutsche verdrückt so an die 120 g pro Tag. Aber eigentlich sollten es 60, allerhöchstens 80 g täglich sein. Wer abnehmen will, sollte zumindest 60 g anpeilen – und genau das tun wir mit unseren Rezepten. Keine Sorge: Sie müssen jetzt nicht anfangen, Fettpunkte zu zählen (obwohl der Lerneffekt enorm ist). Wer das möchte, muß die Pfundskur machen. Aber wir Aldianer mögen's schlicht: Wir kochen einfach nach den Rezepten morgens, mittags, abends – sonst nichts. Kein Nachdenken, kein Rechnen – nur nachmachen, und Ihre Fettbilanz stimmt automatisch. Ist das nichts? Sie können auch zweimal warm oder zweimal kalt essen. Sie können Butterbrote aus unserer Tabelle (Seite 28/29) zusammenstellen und eine Mahlzeit damit ersetzen. Und wenn es blitzschnell gehen soll: Wir sagen Ihnen, welches Fast Food Sie futtern können.

Schnell und einfach: Fast Food für jeden:
Wovon wieviel oder Wenn Männer hungern

Ich habe aus dem Sortiment herausgepickt, was AlDiät-kompatibel ist. Und wieviel Sie davon essen dürfen.

Empfehlenswerte Fertiggerichte aus der Tiefkühltruhe
Pizzen 350-400 g
- Pizza Steinofen (350 oder 400 g): 1/2 Pizza pro Person plus einfach angemachten Salat oder rohes Knabbergemüse pur. Am magersten: Schinken, Capricciosa, Edelsalami.
- American Pizza Country: Die Hälfte gibt 1 Portion und ist hart an der Grenze. Auf Big Cheese besser verzichten!!!

Baguettes 2 x 125 g
- Baguettes Champignon: Zwei Baguettes sind ein bißchen viel, aber 1 1/2 und ein Salat geht.
- Baguette Salami: 1 Baguette plus Salat ist super.

Pastagerichte 400 g
- Tortelloni in Sahnesauce: Die ganze Pakkung für eine Portion plus Salat.
- Cannelloni Primavera und Lasagne Bolognese: nur die halbe Packung mit Salat als Beilage: wenig und leider nicht sättigend!

Teilfertiggerichte 450 g
- Hähnchenfiletstücke Gärtnerin und Bœuff Stroganoff: für eine Portion nur mit fettfreiem Reis!
- Hähnchenfilet chinesisch süß-sauer: Fast fettfrei – dazu können Sie noch Schnitzel essen.

Suppensnacks 300 ml

- Linsensuppe, Brokkolisuppe, Feurige Suppe, Tomatensuppe – mager wie alle Suppen. Mit Brot oder Nudeln eine leichte Mahlzeit, mit Baguette Champignon oder einer Frühlingsrolle eine kräftige.

Pfannengerichte 750 g

- Paella, Nasi Goreng, Nudelpfanne, Spätzlepfanne, Gyros-Reispfanne: Mit der halben Packung sind Sie auf der sicheren Seite.

Frühlingsrollen 4 x100 g

- Huhn und Brokkoli, Chinafüllung: Mit 3 Rollen sind Sie dabei!

Kartoffelsnacks

- 200 g Pommes frites für Backofen,
- 3 Rösti-Ecken,
- 6-7 Kroketten, und Sie haben Ihren Fettbedarf intus – dazu also nur noch Ketchup und Salat. Das mit der Mayo vergessen Sie lieber – allenfalls Tsatsiki – aber dann etwas weniger Pommes!

Gemüsebeilagen 350-700 g

- Rahmspinat, Buttergemüse, Kaisergemüse, Italienisches Pfannengemüse, Asiatisches Pfannengemüse: Theoretisch können Sie die ganze Packung auf einmal essen – und noch Pellkartoffeln oder Reis dazu. In jedem Fall als Normalportion (2 Tassen) ideal als Beilage zu magerem Fleisch, Fisch oder hartem Ei.

Fleisch

Lassen Sie alles Panierte links liegen – das saugt zuviel Fett auf beim Braten. Mariniertes Fleisch mit Küchenpapier gut abtupfen und kein Fett zum Anbraten in die Pfanne geben. Das Hackfleisch nur mit Vorsicht nehmen – es ist sehr fett.

Fisch

Auch hier Fisch naturel vor Sauce und Panade bevorzugen.

- Fischstäbchen, paniert: 5 Stück, nach dem Braten gut abgetropft, dazu Püree und magerer Salat.
- Schlemmer-Filet Bordelaise 400 g: eine halbe Portion, dazu Pellkartoffeln und Salat.

- Lachsfilets 250 g/2 Stück: zugreifen, auch doppelte Portion möglich.
- Bei Rotbarschfilets und Riesengarnelen-Schwänze ist Schlemmen unbegrenzt erlaubt.

Brot
- Laugenbrezenteiglinge: Super Snack – zusätzlich zur Mahlzeit erlaubt.

Kuchen und Eis
- Alle viel zu fett! Ein großes Stieleis à la Magnum oder ein Stück Kuchen ersetzen eine Mahlzeit vom Fettgehalt her – gehen Sie lieber fremd und bunkern Calippo und Capri, Baisers und Russisch Brot – das hat nämlich kein Fett!

Empfehlenswerte Fertiggerichte aus dem Kühlregal

Vergessen Sie alles in sahnigen Saucen, die Käse mit 60 oder gar 70% Fett i. Tr. – fettarmer Aufschnitt und Schinken sind ganz ok. Näheres finden Sie dazu in unserer Butterbrot-Tabelle auf S. 28/29.

Pasta
- Maultaschen 300 g: Mit zwei Maultaschen ist schon die Fettaufnahme für eine Mahlzeit erreicht!!
- Lasagne 400 g-Packung: okay – aber an der oberen Grenze!

Pizza
- 1 ganze Schinken/Champignon oder 1/2 Salami mit Salat okay

Baguette
- mit Kräuterbutter 175 g: okay als Beilage zu Gemüse oder Salat plus 1 Ei oder eine Scheibe Schinken

Empfehlenswerte Dosenprodukte

- Suppen sind schön fettarm. Ein Täßchen als Vorspeise ist absolut drin. Oder als Ergänzung zu einem Baguette.
- Eintöpfe 800-850 ml: Eine gute halbe Dose darf gegessen werden – und dazu noch ein fettarmer Fruchtjoghurt als Nachspeise!

Empfehlenswerte Trocken-Fertiggerichte

- Trockensuppen haben Fettwerte, die gegen Null gehen. Sie dürfen diese Suppen also immer als Vorspeise zusätzlich essen. Sie schlagen dabei zwei Fliegen mit einer Klappe: Vorsuppen machen nämlich satt!

- Carlini-Nudeln mit Käse-Kräuter-Sauce 1/2 Packung + Joghurtdessert; Tomaten-Sahne-Sauce: 1/2 Packung; Pilz-Rahm-Sauce: lieber nicht!!! oder nur 1/3 Packung.

Bechermaße

Maß = 200-g-(Sahne)-Becher

Wir messen die meisten Zutaten in leeren Sahnebechern ab: für alle, die keine Waage oder es einfach eilig haben. Wer's genau wissen will: Hier die Gramm-Angaben der wichtigsten Lebensmittel.

1 Becher	ml/ g
Wasser	200 ml
Zucker	190 g
Mehl	120 g
Reis	160 g
Nudeln (Spiralen)	80 g
Haferflocken	80 g
Früchtemüsli	110 g
geriebener Emmentaler	85 g
Trockenpflaumen	150 g / 17 Stück
Sultaninen	140 g
Kartoffelpüree	85 g

Und die Snacks?

Bei unserer Diät dürfen Sie nach dem Essen Süßes knabbern – als Nachtisch sozusagen. Aber neben Obst sind nur fettfreie Süßigkeiten gestattet – so ein bißchen Verzicht muß ja schließlich sein. Und der lohnt sich! Um positiv zu sein, hier alle erlaubten Süßigkeiten – das Magenbrot nicht mitgenannt, das ich erst kürzlich im Angebot entdeckte. Bravo – fehlt nur noch Russisch Brot, passend zur Aldi-Diät.

- Gummibärchen oder andere Gelees
- Lakritze
- Maoam
- Pfefferminzbonbons
- harte Fruchtbonbons
- Hustenbonbons
- Kaugummis
- Trockenobst ohne Schokolade

Und statt Chips bitte höchstens Salzstangen oder Grissini – sonst nichts!

Trinken – was und wieviel? Und was gibt's zu trinken?

Traurig, aber wahr: Alkohol und abnehmen verträgt sich nicht! Na ja – so ein winziges Gläschen Schorle, mit 1/8 l trockenem Weißwein und viel Sprudel – das dürfen Sie sich mal zur Feier des Tages gönnen. Vor allem, wenn es mit dem Abnehmen gut klappt. Oder ein kleines Glas Schampus – da ist Aldi ja führend. Nein, Sie müssen nicht zum süßen Piccolo greifen – das verführt nur zum Leeren. Der Schampus hält sich einigermaßen, wenn Sie einen Kaffeelöffel in den Flaschenhals hängen. Muß kein Silberlöffel sein – Cromargan tut's auch. Und funktioniert viel besser als diese schrecklichen Schraubkorken. Aber – mehr als eine Flasche pro Woche keinesfalls, verstanden? Und am besten noch geteilt – mit anderen Diätlern.

Bier? Na ja – light gibt's ja nicht bei Aldi – das wäre gut. Davon könnten Sie sich ein Viertel gönnen. Aber bitte nicht täglich! Und harte Sachen sind trotz besten Angebots tabu. Leben Sie lieber diät und richtig gesund. Kuren zu Hause, sozusagen. Zumindest die Auslagen für das Buch müßte die Krankenkasse ja erstatten. Überhaupt – wie wär's mit einer Aldi-AOK-Aktion? Da würde man doch echt was bewegen – bei den Synergieeffekten ...

Aber kein Trübsal blasen: Alles andere, Alkoholfreie ist erlaubt: Saft und Wasser, Tee, Kaffee – aber bitte ohne Sahne. Denn süß darf's sein, nur nicht fettig.

Und Schlankheitstees? Vergessen Sie alles, was Sie diesbezüglich über Puh-err, Roibusch oder grünen Tee gehört haben. Die mögen ja alle sehr bekömmlich sein, einen wohltuenden Einfluß auf Verdauung und Nervenkostüm zeigen – aber dünn machen die nie!

Apropos Verdauung: Trinken hält Sie auf Trab, tut gut, schwemmt aus. Mindestens zwei Liter am Tag sollten's sein, besser noch drei. Wenn Sie das schaffen, kommen Sie gar nicht mehr zum Naschen!

Für alle Zeiten: Frühstück à la carte

Klar: Jede Diät fängt mit dem Frühstück an. Eine delikate Angelegenheit, die über den weiteren Verlauf des Tages entscheidet. Diät-Enthusiasten möchten es ja am liebsten ausfallen lassen – morgens, wenn der Charakter noch stark und der Hunger nicht so groß ist. Diätprofis wissen: Das funktioniert nicht. Dann geht einem spätestens zur Kaffeestunde die Puste und Willenskraft aus. Kompromißvorschlag: Trinken Sie zu Hause nur einen Milchkaffee – natürlich mit 1,5% Milch – oder Tee, und nehmen Sie Ihr Frühstück erst im Laufe des Vormittags ein.

Hier finden Sie jede Menge Vorschläge vom Müsli bis zum Butterbrot. Die Mengen sind immer für 1 Person gedacht. Und wenn Ihnen das alles zu lästig ist: 1/4 l fettarme Milch mit den Flakes oder Flocken Ihrer Wahl, Zucker nach Belieben und ein Stück Obst – und Sie haben Ihr Frühstückssoll sicher nicht überschritten!

P.S.: Weil das Frühstück ja doch nicht so von der Saison abhängig ist, und weil es da ja auch nicht sooo viele Möglichkeiten gibt, gilt es für alle vier Jahreszeiten! Nur mit dem Obst müssen Sie ein bißchen variieren!

Früchte-Müsli
1 Orange
1 Banane
1 Kiwi
1 Becher Früchte-Müsli
1 Becher White Flakes
1 Pckg. Trinkjoghurt

Von der Orange oben und unten den Deckel abschneiden und bis aufs Fruchtfleisch schälen. Filets aus den Trennwänden herausschneiden. Am besten gleich über der Müslischale arbeiten, so daß der Saft aufgefangen wird. Banane und Kiwi schälen, Kiwi vierteln. Beides in Scheiben schneiden. Müsli und Flakes über die Früchte geben und Joghurt darübergießen.

Quark-Müsli
1 Apfel
10 Erdbeeren
1/2 Pckg. Speisequark mit Sahne, 40%
1/2 Pckg. Speisequark, mager
1 Becher Multivitaminsaft
1 Becher Haferflocken

Erdbeeren und Apfel waschen, Strunk entfernen und vierteln. Apfel entkernen und in Scheiben schneiden. In einer Müslischale den Quark mit dem Multivitaminsaft vermischen und die Haferflocken einrühren. Die Früchte darauf geben.

Pudding-Müsli
1 Pckg. Vanillepudding
1 EL Konfitüre (z.B. Waldfrucht)
1 Becher TK-Beeren oder Beerencocktail aus der Dose
1 Becher knuspriges Früchte-Müsli

Den Pudding mit der Konfitüre verrühren, die Beeren und das Müsli dazugeben. Wem's zu süß ist, der läßt einfach die Konfitüre weg.

Müsligrütze
1 Orange
1 Kiwi
1 Becher Trauben-Nuß-Müsli
2 Becher fettarme Milch 1,5%
Honig

Orange und Kiwi schälen und kleinschneiden. Müsli zusammen mit der Milch aufkochen. Vom Herd nehmen und 5 min quellen lassen. Mit den Orangen- und Kiwistücken garnieren, mit Honig süßen.
ⓘ Tip: Im Sommer natürlich Beeren nehmen!

Schokoporridge
1 Becher Haferflocken
1 1/2 Becher fettarme Milch (1,5%)
1-2 EL Trinkkakaopulver
1 Prise Zimt
1 Banane

Haferflocken mit Milch aufkochen. Kakaopulver und Zimt unterrühren, ausquellen lassen. Banane in Scheiben schneiden und unter den Porridge heben. Sie können auch 1/2 Tasse Rosinen mitkochen – oder kleingehackte Trockenpflaumen. Das bringt die Verdauung in Schwung.

Buttermilch-Porridge
1 Becher Haferflocken
1 Becher fettarme Milch, 1,5% Fett
1 Prise Salz
1 Buttermilchdessert nach Geschmack
1 Apfel

Haferflocken mit Milch und Salz aufkochen, vom Herd nehmen und ausquellen lassen. Buttermilchdessert unterrühren. Apfel waschen, reiben und unterziehen.

French Toast
1 Ei
2 EL Milch
2 Scheiben Toastbrot
1 EL geriebenes Knäckebrot
2 TL Butter
2 TL Zucker
1 Birne
2 TL Preiselbeeren

Das Ei mit der Milch verrühren. Das Toastbrot darin wenden und in Knäckebrot wälzen. In einer beschichteten Pfanne mit Butter von beiden Seiten knusprig braten, mit Zucker bestreuen. Birne waschen, halbieren und entkernen, mit Preiselbeeren füllen und zum Toast servieren.

Brötchen mit Frischkäse-Nuß-Aufstrich
Baguette-Brötchen zum Aufbacken
4 Walnüsse (10 g)
1 Pckg. körniger Frischkäse
1-2 TL Honig
1 TL Butter

Baguette-Brötchen nach Packungsanleitung im Ofen aufbacken. Walnüsse kleinhacken und unter den Frischkäse rühren, mit Honig süßen. Brötchen aufschneiden, buttern und mit dem Frischkäse-Mix bestreichen.

Bauernschnitten mit Schinken
1/4 Salatgurke
1 Tomate
1/2 Pckg. Kräuterquark
Bauernschnitten
2 Scheiben Gourmet-Schinken

Salatgurke in Scheiben schneiden. Tomate waschen, Strunk entfernen und achteln. Kräuterquark auf die Brotscheiben streichen, mit Schinken belegen (evtl. Fettrand wegschneiden). Mit Gemüse umlegen.

Leinsamenschnitten mit Mozzarella
1/2 Pckg. Mozzarella
1 Tomate
Leinsamenschnitten
1 TL Küchenkräuter Schnittlauch
1 TL Olivenöl

Mozarrella abtropfen lassen und in feine Scheiben schneiden. Tomate waschen, Strunk entfernen und achteln. Mozzarella und Tomaten dachziegelartig auf die Leinsamenschnitten legen. Mit dem Schnittlauch bestreuen und mit Olivenöl beträufeln.

Kürbiskernbrot mit Lachsschinken und Ei
1 Ei
1/2 Paprika gelb
Kürbiskernbrot
2 EL Doppelrahm-Frischkäse
4 Scheiben Lachsschinken

Das Ei in etwa 4 min weich kochen. Paprikaschote waschen, halbieren und die Samen und inneren Häutchen entfernen. Quer in dünne Streifen schneiden. Kürbiskernbrot mit Frischkäse bestreichen, mit Paprikastreifen und Lachsschinken belegen. Dazu gibt's das warme Frühstücksei.

Herzhaftes Rührei-Brot
1 Ei
Tomatengewürzsalz
1 EL gehackte Petersilie
1 EL Reibekäse
1 TL Butter
3 Cocktailtomaten
einige Blätter Feldsalat
Weizenmischbrot (z.B. Ortenauer Rustikus)

Ei mit 1-2 EL Wasser verquirlen. Mit Tomatengewürzsalz, Käse und Petersilie abschmecken. Butter in einer beschichteten Pfanne erhitzen, Ei hineingeben und unter Rühren stocken lassen. Cocktailtomaten waschen und halbieren, Feldsalat waschen und auf die Brotscheiben verteilen. Rührei daraufgeben und mit Tomaten garnieren.

Herzhaftes Spiegelei-Brot
1 Scheibe Lachsschinken
2 Eier
Salz, Pfeffer
1 Scheibe Rheinisches Vollkornbrot
saure Cornichons

Den Fettrand vom Schinken in einer beschichteten Pfanne auslassen, entfernen, die Eier hineinschlagen und würzen. Den Schinken fein würfeln, die Brotscheibe damit belegen. Die fertigen Spiegeleier daraufgleiten lassen, dazu saure Gurken essen.

Vitamin-Bombe
2 Möhren
1 Apfel
1 Spritzer Zitronensaft
1 EL gehackte Walnüsse
1 TL Honig
2 TL Magerquark
Knäckebrot

Möhren und Apfel waschen, schälen und fein raspeln. Mit Zitronensaft, Walnüssen und Honig mischen. Magerquark auf Knäckebrot verstreichen, mit dem Möhren-Apfel-Mix belegen.

Butterbrot-Tabelle

Nun – nicht das Richtige dabei? Dann bedienen Sie sich in dieser Tabelle – hier können Sie nach Gusto kombinieren. Suchen Sie sich aus den Rubriken »Aufstrich« und »Belag« je *eine* Komponente aus, dann haben Sie etwa 20 g Fett getankt, sprich eine Mahlzeit. Völlig freigegeben sind Brot, Salatblätter, Tomaten, Radieschen, Kräuter, Paprikaschoten oder Salatgurke, Früchte, Konfitüre, Gelee, Honig, Magerquark, Tomatenmark und Senf.

Brot

Knäckebrot Sesam
Knäckebrot Vollkorn
Körniges Vollkornbrot
Rheinisches Vollkornbrot
Weizenmischbrot
Bauernschnitten
Leinsamenschnitten
Ortenauer Rustikus
Kürbiskernbrot
AOK-Brot

Ciabatta
Fladenbrot
Brötchen »weiß«
Brötchen, 4 Sorten
Zwieback
Aufback-Baguette-Brötchen
bea-Buttertoast: 100 g = 4,5 g Fett

Aufstrich

2 TL Butter / Margarine / Bioreform / Kräuterbutter
4 1/2 EL Speisequark mit Sahne 40%
1 1/2 EL Dän. Frischkäse(ring), versch. Sorten
1 1/2 EL Alpenmark Frischkäse natur oder Kräuter
2 EL Cremerie 60%, versch. Sorten
5 EL Kräuterquark/Tsatsiki
2 EL Schmand 24%
Schmelzkäse Dreierlei: 1 1/2 Ecken Schinken 30%
 oder 1 Ecke Paprika 35%
 oder 3/4 Ecke Allgäuer 45%
1 1/2 EL Doppelrahm-Frischkäse
2 1/2 TL Remoulade
2 TL Mayonnaise

2 EL Salatcreme leicht
1 1/2 EL Nuß-Nougat-Creme

Belag
55 g Camembert 45% (knapp 1/2 Pckg.)
35 g Franz. Weichkäse »Roi de Trefle« 60% (1/6)
35 g Franz. Brie 60% (1/6)
63 g Feta 45% (knapp 1/3)
410 g kerniger Frischkäse (gut 2 Pckg.)
30 g Dän. Blauschimmelkäse (1/5)
Havarti, versch. Sorten
2 EL Scheibli-Schmelzkäse 45%, versch. Sorten
45 g Käseaufschnitt (1 1/3 Scheiben)
40 g Gouda (1 1/7 Scheiben)
45 g Holl. Maasdamer (1 1/6 Scheiben)
60 g Limburger 40% (knapp 1/3)
45 g Weichkäse »St. Ruperti« 70%, versch. Sorten (1/5)
40 g Allg. Emmentaler: (1/7,5) / geriebener
    Emmentaler (1/5)
60 g Mozzarella 45% (1/2)
300 g Delikateß-Putenbrust (Einzelstck.)
400 g Hinterkochschinken (2 Pckg.)
600 g Lachsschinken (3 Pckg.)
200 g Hinterschinken Gourmet (1 Pckg.)

Leichter Kostaufschnitt:
75 g Kaiserjagdwurst (3/4 Pckg.);
70 g Bierschinkenwurst (14 Scheiben);
50 g Salami 1A (1/2 Pckg.)
Geflügelwurst (keine Fettangaben)
Forellenfilet geräuchert (1 Stck.)
3 Dosen Krabben (100 g Abtropfgewicht)
60 g Premium Räucherlachs (knapp 1/3)
75 g Brathering (1/7)
6 Dosen Thunfisch im eigenen Saft
    (6 x 150 g Abtropfgewicht)
90 g Ölsardinen abgetropft: 1 Dose
2 Eier

7.

Für den traditionsbewußten Mitläufer: AlDiät im Frühjahr

Alle Jahre wieder ... wird es Frühling. Das merkt man sogar bei Aldi. Tulpen gibt's. Und Kräutertöpfchen. Beim Joghurtdessert ersetzt Zitrone Malaga. Und natürlich gibt es am magischen Mittwoch Stiefmütterchen und fleißige Lieschen für den Balkon. Bei den Klamotten herrscht ein bißchen Ebbe – außer Kinderkram ist nichts zu holen. Kein Wunder: Wer will jetzt was kaufen – so kurz vor dem Abnehmen. Denn was da unter Umständen die Frühlingsgarderobe an den Tag bringt, schreit nach Diät! Außerdem ist das ja auch biologisch sinnvoll: Nach dem kalten Winter, der dank Winterspeck überstanden wurde, muß man sich jetzt aus den angelegten Polstern schälen, um flott für den Frühling zu sein. Das gibt's in allen Kulturen. Unser Biorhythmus brennt sozusagen darauf, sich der Pfunde zu entledigen. Wetten, Sie finden keine Zeitschrift ohne Diät? Und erst der Buchhandel! Alle machen Gesundheits- und Wellnesswochen. Ich geb's ja zu: Also, eine AlDiät, die müssen wir im Frühjahr bringen. Ich habe dafür gekämpft. Damit alle eingefleischten Abnehm- und Aldifans ihre Diät bekommen – pünktlich zum Saisonbeginn. Man kann das Pferd schließlich nicht am Schwanze aufzäumen. Selbst ich werde diese Kur in drei Monaten brauchen, wenn das Buch raus ist – mein Hose klemmt schon von den Schreibtischsitzungen und der Nervennnahrung. Kurz: Die Frühjahrskur ist ein Klassiker – zur rechten Zeit das Richtige tun! Sich im Pulk Gleichgesinnter bewegen, ganz offiziell diäten und darüber sprechen, den Rhythmus der Natur ausnutzen, das alles tut der traditionsbewußte Mitläufer. Lassen Sie sich von der Volksbewegung namens Frühjahrskur mitreißen. Mittlerweile gibt es ja auch Fanveranstaltungen zu dem Thema. Zu Tausenden marschieren die Diätwilligen da hin und rufen: »Hurra, wir schaffen es!« Alle Jahre wieder. Auch Sie werden es schaffen. Übrigens: Unsere Rezepte sind natürlich auch pfundskurtauglich!

Und der Kommerz? Ja, natürlich – Herbalife und die Gesellschaft für gesundes Leben, die

Weight Watcher und die Xenikal-Gruppe: Sie alle zehren nicht nur an unseren Pfunden (bestenfalls), sondern auch und vor allem an unserem Konto! Doch wir läsen nicht Aldidente, wenn wir das nicht unterlaufen könnten. Das Brimborium können wir uns schenken. Als Starter gibt's eine Crashkur am Wochenende, um Mut zu machen. Das führt zum ersten Erfolg. Und dann wird erst einmal eine Woche gekocht – nach Rezept. Oder auch mal Aldi-Fast Food zwischendurch, wenn die Zeit nicht reicht. Im Mittelpunkt: die Nudel. Denn Frisches gibt's außer Tulpen wenig – da kommen uns die leichten Teigwaren gerade recht.

Die Rezepte sind immer für zwei Personen berechnet – Sie können also auch für zwei Tage im voraus kochen, wenn Sie alleine leben. Und natürlich können Sie bei den anderen Jahreszeiten auf Rezepteklau gehen, wenn es Ihnen in der zweiten Woche zu langweilig wird. Kalte und warme Rezepte können Sie austauschen, wie Sie wollen – und essen, wann Sie wollen. Und wenn sich der Zeiger der Waage gar nicht rührt? Dann bitte etwas mehr Bewegung, meine Herrschaften. Frühjahrsputz ist angesagt. Das bringt mehr als eine Stunde Joggen!

Rezepte für je 2 Personen
Maßeinheit: 200-g-Sahne-Becher
Wichtig: Kein zusätzliches Fett beim Kochen verwenden!

Die Nudel-Crash-Kur

Für ein Wochenende (Sa/So) kaufen Sie am Freitagnachmittag:

Obst/Gemüse

1 Ananas, 2 Äpfel, 1 Grapefruit, 1 Banane, 1 gelbe Paprika, 1 Zwiebel, 1 Eisbergsalat, 1 Pck. Cherry-Strauchtomaten, 4 Tomaten, 1 Kohlrabi, 1 Bund Frühlingszwiebeln, 1 Knoblauchzehe, 1 Bund Radieschen

Dauerwaren

1 Pckg. Vollkorn-Müsli, 1 Pckg. Spaghetti Fertiggericht, 1/2 Pckg. Spiralnudeln, 1/2 Pckg. Penne, 1 Dose Mais, 1 Dose Kidney-Bohnen

Milchprodukte/Eier

2 probiotische Drinks (Banane oder Multi-

vitamin), 1 Becher Natur-Joghurt fettarm (500 g), 1 Becher Schmand, Allgäuer Emmentaler, 2 Eier

Fleisch/Wurstwaren

ca. 300 g Delikateß-Putenbrust

TK-Produkte

1/2 Pckg. Buttergemüse, 1 Pckg. King prawns (Garnelen)

Sonstiges/Gewürze

klare Brühe, Salz, Pfeffer, 2 EL Öl, 2 EL Essig, Tabasco, Senf, Muskat

Samstag
Morgens:

Fruchtiges Müsli

1 halbe Ananas und 1 Apfel kleinschneiden. Das Obst mit 3 Bechern Vollkornmüsli mischen. Den probiotischen Drink mit der Hälfte des fettarmen Joghurts mischen und über das Fruchtmüsli gießen.

Mittags:

Schnelle Spaghetti mit Gemüsesauce

Spaghetti nach Anleitung kochen. Für die Sauce die kleingeschnittene Zwiebel und Paprika 5 min in 1 TL Öl dünsten. 1/2 Dose Kidney-Bohnen dazugeben. Nach Packungsanleitung die Sauce zubereiten (ohne Butter) und mit dem Gemüse mischen. Mit Tabasco abschmecken.

Die Hälfte des Eisbergsalates mit der Hälfte der Salatsauce aus einer gehackten Zwiebel, 2 EL Essig, 2 EL Öl, 1 TL Senf, Salz, Pfeffer und 1/2 Becher Brühe anmachen.

Abends:

Pikanter Nudelsalat

Spiralnudeln kochen. Hälfte für den Sonntag beiseite stellen. Cherrytomaten halbieren, 2 Frühlingszwiebeln kleinschneiden. Die Nudeln mit 1/2 Dose Mais, kleingeschnittener Putenbrust und der restlichen Salatsauce (vom Mittag) mischen. Gut durchziehen lassen. Teller mit restlichem Eisbergsalat auslegen. Den Nudelsalat darauf anrichten.

Sonntag
Morgens:

Fruchtiges Müsli

Wie oben beschrieben zubereiten, zusätzlich die Grapefruit filetieren oder in Stücke schneiden, unters Müsli mischen.

Mittags:

Raffinierter Nudelauflauf mit Krabben

Eine Auflaufform mit kaltem Wasser ausspülen. 2 Frühlingszwiebeln in Ringe schneiden, Knoblauch fein hacken, Kohlrabi schälen und würfeln mit ungekochter Penne, dem Tiefkühl-Buttergemüse und den Garnelen in die Auflaufform schichten. 2 Tomaten in Scheiben schneiden, auf den Auflauf legen. 1 Becher kräftige Brühe mit 2 EL Schmand, 1/2 Becher geriebenem Käse mischen, salzen, pfeffern und über den Auflauf gießen. Im Ofen bei 180 Grad 45 min auf der mittleren Schiene backen.

Abends:

Nudelfrittata

2 Eier verquirlen, mit Salz, Pfeffer, Muskatnuß würzen. Eine beschichtete Pfanne mit 1 TL Öl erhitzen. Eier hineingeben. Restliche Spiralnudeln (vom Vortag), Kidneybohnen, Mais und kleingeschnittene Frühlingszwiebeln hinzugeben. Ca. 10 min bei mittlerer Hitze backen. Dazu Cherrytomaten und Radieschen knabbern.

ⓘ Tip: Angebrochene Lebensmittel wie Käse und Schmand einfach in der folgenden Woche verbrauchen.

10 x hot im Frühjahr

Himmel & Erde-Auflauf
1/2 TL Butter (oder Margarine oder Bioreform)
200 g Delikateß-Putenbrust
9-10 Kartoffeln
2 Äpfel
1 EL Zitronensaft
1 1/2 Becher fettarme Milch, 1,5%
1 Becher Joghurt »Der Cremige«, 3,5% (200 ml)
3 EL getrocknete Küchenkräuter Schnittlauch
Salz, Pfeffer

Backofen auf 200 Grad vorheizen. Eine flache Auflaufform ausfetten.

Putenbrust in kleine Würfel schneiden. Kartoffeln und Äpfel waschen und schälen. Äpfel vierteln und entkernen. Äpfel und Kartoffeln in dünne Scheiben hobeln und dachziegelartig in die Auflaufform schichten, mit Zitronensaft beträufeln. Putenwürfel darüberstreuen.

Milch mit Joghurt verrühren, mit Kräutern, Salz und Pfeffer kräftig würzen und über den Auflauf gießen. Gratin auf der mittleren Schiene im Ofen etwa 45 min backen.
Vorbereitungszeit: etwa 20 min.

ⓘ Tip: Diesen Auflauf können Sie leicht variieren. Wie wär's zum Beispiel mit einem Kartoffel-Champignon-Gratin? Wenn es gerade frische Champignons bei Aldi gibt, dann ersetzen Sie die Äpfel dadurch. Die Champignons putzen, in Scheiben schneiden und mit dem Rezept weiter verfahren wie oben beschrieben.

Tortelloni in Rahmspinat
1/2 Becher klare Brühe
1 TK Pckg. Rahmspinat
1 Knoblauchzehe
1 Pckg. Schinken-Tortelloni (Trockenprodukt)
Salz, Pfeffer

In einen Topf Brühe und Spinat geben. Bei mittlerer Hitze auftauen lassen. Knoblauch schälen und in den Spinat drücken. Tortelloni dazugeben und alles im Spinat etwa 8-10 min köcheln lassen, gelegentlich umrühren. Zum Schluß mit Salz und Pfeffer abschmecken.

Vorbereitungszeit: ca. 15 min, insgesamt etwa 40 min.

ⓘ Tip: Natürlich gibt's bei Aldi auch Tortelloni in Sahnesauce als Fertiggericht. Und natürlich bedeuten diese eine enorme Zeitersparnis, einfach in die Mikrowelle und schwupp, einige Minuten später steht eine warme Mahlzeit auf dem Tisch. Diese hier schmecken frischer – und sind gesünder.

Möhreneintopf
6-8 Möhren
1 Knoblauchzehe
1 Zwiebel
1 EL Olivenöl
1 Flasche Möhrensaft
3 EL Kartoffelpüree-Pulver
1 Becher klare Brühe
1 EL Petersilie
Salz, Pfeffer

Möhren waschen, schälen und in kleine Stücke schneiden. Knoblauch und Zwiebel schälen und fein würfeln. In einem Topf das Fett erhitzen und erst Zwiebeln und Knoblauch leicht anbräunen, dann die Möhren dazugeben und etwa 5 min andünsten. Möhrensaft einrühren und erwärmen. Brühe und Püree-Pulver dazu, alles etwa 5 min köcheln lassen. Mit Petersilie, Salz und Pfeffer abschmecken. Wer sehr hungrig ist, kann Vollkornbrot dazu essen.

ⓘ Tip: Reduzieren Sie das Püreepulver um die Hälfte und geben Sie einen halben Becher klare Brühe mehr dazu, dann erhalten Sie eine leckere Möhrensuppe. Mit einem Klecks Joghurt 3,5% schmeckt sie noch mal so lecker.

Lauch und Nudeln in Tomatenpüree mit Käse überbacken
2 Stangen Lauch
1 Pckg. passierte Tomaten
Salz
Pfeffer
3 EL Küchenkräuter Petersilie
1 Pckg. Bandnudeln
2 Becher klare Brühe
1 Pckg. Mozzarella

Backofen auf 200 Grad vorheizen. Lauch putzen, waschen und in feine Ringe schneiden. Mozzarella abtropfen lassen, halbieren und in Scheiben schneiden. Passierte Tomaten mit Salz, Pfeffer und Petersilie gut würzen. Eine Auflaufform mit Nudeln auslegen. Dann immer abwechselnd Lauch, Tomatensauce und Nudeln schichten, dabei soll die Tomatensauce den Abschluß bilden. Brühe über den Auflauf gießen und mit Mozzarella garnieren. Form auf die mittlere Schiene in den Ofen schieben und etwa 30 min backen.

① Tip: Sollte die oberste Schicht Nudeln zu knusprig sein, dann nehmen Sie einen Eßlöffel zu Hilfe und beträufeln Sie die Nudeln mit der Tomatenbrühe.

Putensteaks mit Apfel, Grapefruit und Curryreis
1 1/2 Becher klare Brühe
1 Becher parboiled Reis
1 Pink Grapefruit
1 Apfel
1 rote Paprikaschote
2 marinierte TK-Putenfilets (etwa 250 g)
1 TL Olivenöl
2 EL Sultaninen
2 EL Kondensmilch 7,5%
Salz, Pfeffer
1 TL Petersilie
1 TL Currypulver

Klare Brühe in einem Topf zum Kochen bringen, Reis einrieseln lassen. Topf zudecken und etwa 16-18 min köcheln lassen, bis die Brühe vom Reis völlig aufgesogen ist. Ab und zu umrühren. Von der Grapefruit oben und unten den Deckel abschneiden. Schale mit einem dünnen Messer so abschneiden, daß auch die weiße Haut entfernt wird. Filets aus den Trennwänden herausschneiden. Am besten über einer Schüssel arbeiten, so daß der Saft aufgefangen wird. Den Apfel schälen, vierteln, entkernen und quer in Scheiben schneiden, in den Grapefruitsaft legen.

Paprikaschote waschen und halbieren, Stiel und Kerngehäuse entfernen. Die noch gefrorenen Putenfilets mit Küchenpapier gut abreiben und in einer Pfanne etwa 12 min durchbraten, zwischendurch wenden. Das Fleisch aus der Pfanne nehmen.

Öl in der Pfanne erhitzen und Paprikawürfel darin andünsten. Grapefruitsaft, Kondensmilch, Apfelscheiben und Sultaninen einrühren, mit Salz, Pfeffer und Petersilie würzen und einmal aufkochen lassen. Fleisch wieder hineinlegen, Grapefruitfilets darauflegen und etwa 2 min erwärmen. Reis mit Currypulver würzen.

ⓘ Tip: Eine neue Geschmacksvariante gibt's mit Trockenpflaumen, die Sie auch im Quarkauflauf benötigen. 20 g klein hacken und statt der Sultaninen verwenden.

Nudeln mit Chicorée-Gemüse
3-4 Becher Penne-Nudeln
Salz, Pfeffer
3-4 Kolben Chicorée
1 TL Olivenöl
1 Dose Krabben aus dem Kühlregal
1/2 Becher klare Brühe
2 EL trockener Weißwein (z.B. Pinot Grigio)
3-4 EL Cremerie 60% Kräuter

Nudeln in 1 l kochendes Salzwasser geben, in 10-12 min »al dente« kochen und in einem Sieb abtropfen lassen. Krabben kalt abspülen und abtropfen lassen. Chicorée abreiben, die äußeren Blätter entfernen und halbieren. Den keilförmigen Strunk herausschneiden und die Kolbenhälften in feine Streifen schneiden. Öl in einem Topf erhitzen, Krabben kurz andünsten und dann die Chicoréestreifen dazugeben, etwas schmoren lassen. Mit Gemüsebrühe und Weißwein ablöschen, Kräuterfrischkäse einrühren und alles etwa 5 min köcheln lassen. Mit Salz und Pfeffer würzen.

ⓘ Tip: Schmeckt natürlich noch besser mit tiefgefrorenen Krabben.

Spaghetti mit Erbsensauce

200 g Spaghetti
Salz, Pfeffer
1 TL Olivenöl
1 Knoblauchzehe
1 Dose Erbsen
1 Pckg. Kräuterquark
1 Becher klare Brühe
1 TL Petersilie

Knoblauchzehe schälen und kleinschneiden, Erbsen abtropfen lassen.

Spaghetti in etwa 1 l kochendes Salzwasser geben, in 10-12 min bißfest kochen und in einem Sieb abtropfen lassen, mit Olivenöl beträufeln. Die Hälfte der Erbsen zusammen mit dem Knoblauch und dem Quark mit dem Pürierstab zu einer cremigen Sauce pürieren. Das Erbsenpüree mit der Brühe in einen Topf geben, die übrigen Erbsen hinzufügen und unter ständigem Rühren erwärmen. Mit Petersilie, Salz und Pfeffer abschmecken.
① Tip: Sie können noch 1/2 Tasse kleingewürfelten Putenschinken oder Lachsschinken ohne Fettstreifen in der Sauce heiß werden lassen.

Kartoffel-Cornichons-Feta-Tortilla

8-10 Pellkartoffeln
1 Zwiebel
4 Party-Gurken
1/2 Pckg. Feta 45%
1 TL Öl
Salz, Pfeffer
2 Eier
1/2 Becher fettarme Milch 1,5%
1 EL Petersilie

Kartoffeln pellen und in dicke Scheiben scheiben. Zwiebel putzen, waschen und in feine Ringe schneiden. Party-Gurken und Feta würfeln. In einer Bratpfanne das Öl erhitzen. Zwiebel anbraten und Kartoffeln dazugeben. Mit Salz und Pfeffer würzen, die Hitze reduzieren und 15 min weich dünsten. Gurken und Feta unterheben.

Eier mit Milch, Petersilie, etwas Salz und Pfeffer verrühren und über den Kartoffel-Mix gießen, etwa 20 min stocken lassen.
① Tip: Eine leckere Variante dieses Rezeptes gibt es, wenn Sie die Kartoffeln um 50 g redu-

zieren, die Cornichons weglassen und dafür 100 g Rosenkohl verwenden. Die gelben und losen Blätter des Rosenkohls entfernen, waschen und das Stielende kreuzförmig einritzen. Die Röschen in kochendes Wasser geben und etwa 10 min garen. Aus dem Topf nehmen und abtropfen lassen, halbieren. Zusammen mit den Kartoffelscheiben und Zwiebelringen in die Pfanne geben.

Pfannkuchen mit Grapefruits

1 1/2 Becher Weizenmehl Type 405 (160 g)
1 gehäufter EL Zucker
1 Prise Salz
1 Ei
2 Grapefruits
1/2 Becher fettarme Milch 1,5%
1/2 Becher kohlensäurehaltiges Mineralwasser
1 EL Öl zum Backen
1 Buttermilchdessert Zabaione-Ananas-Vanille

In einer Schüssel das Mehl mit Salz, Ei und Zucker verrühren, Milch und Mineralwasser dazugeben und zu einem dünnflüssigen Teig verarbeiten. Einige Minuten quellen lassen. Backofen auf 50 Grad vorheizen und einen Teller hineinstellen. Von den Grapefruits oben und unten den Deckel abschneiden. Schale mit einem Messer so abschneiden, daß auch die weiße Haut entfernt wird. Filets aus den Trennwänden herausschneiden. Am besten über einer Schüssel arbeiten, so daß der Saft aufgefangen wird. Filets in etwa 1 cm dicke Stücke schneiden und die Hälfte unter den Pfannkuchenteig heben. Etwas von dem Öl in einer Pfanne erhitzen und jeweils 2-3 Teigportionen hineingeben. Pfannkuchen auf beiden Seiten goldbraun backen, zum Warmhalten auf den Teller in den Ofen geben.

Buttermilchdessert mit dem Grapefruitsaft und den übrigen Grapefruitstücken zu einer Sauce verrühren.

ⓘ Tip: Wenn's gerade sehr pressiert, dann können Sie statt der Grapefruit auch Ananasstücke aus der Dose verwenden. Gut abtropfen lassen. Die Hälfte der Ananas in den Pfannkuchenteig rühren, den Rest mit Saft zum Buttermilchdessert geben.

Quarkauflauf mit Orangen und Trockenpflaumen
1 TL Bioreform (oder Butter oder Margarine)
zum Ausfetten
2 Eier
1 gehäufter EL Zucker
1 Pckg. Speisequark mager
1 Pckg. Speisequark mit Sahne, 40%
1 Becher Früchtemüsli
1 TL Backpulver
3-4 Orangen

Backofen auf 200 Grad vorheizen und Auflaufform einfetten. Eier trennen. Eiweiß mit etwas Salz zu steifem Schnee schlagen. Zucker mit den Eigelben verrühren. Quark und das mit dem Backpulver gemischte Früchtemüsli untermengen. Von den Orangen oben und unten den Deckel abschneiden. Die Schale mit einem Messer so abschneiden, daß auch die weiße Haut entfernt wird. Die Filets aus den Trennwänden herausschneiden. Am besten über einer Schüssel arbeiten, so daß der Saft aufgefangen wird. Das Eiweiß und den aufgefangenen Orangensaft unter die Quarkmasse heben. Die Hälfte dieser Masse in die Form füllen, die Orangenfilets daraufgeben und mit dem Rest der Quarkmasse bedecken. Den Auflauf auf der mittleren Schiene in den Backofen schieben und etwa 35 min backen.

ⓘ Tip: Statt des Früchtemüslis können Sie auch einen Becher des 375-g-Früchtemüslis verwenden. Diese Sorte enthält genauso viel Fett wie das 1000-g-Fruchtmüsli (in 100 g sind 4 g Fett enthalten). Die anderen Sorten schlagen dagegen erheblich mehr zu Buche: 100 g vom 1000-g-Trauben-Nuß-Müsli haben 11 g Fett, das 375-g-Schoko-Müsli 12 g und das 375-g-Knusper-Müsli ganze 15 g.

Bewegung in sechs Akten

So kann es nicht weitergehen! Ich krieg ja schon Kribbelbeine vom ständigen Sitzen. Und weiter oben ... Ich sage nur: Reiterhosen. Eingeweihte wissen, was ich damit meine: den Winterspeck am Oberschenkel. Der sich dann leider weiter fortsetzt und in netten Polstern auf den Hüften gipfelt. Also, damit ist jetzt Schluß! Absaugen lassen? Nein, auf den OP-Tisch will ich nicht: zu teuer und zu unnatürlich! Bewegung muß her. Von wegen Rolltreppe, Lift, Auto! Zu Fuß, allenfalls per Rad sind die Wege zu machen. Ist ja auch viel gesünder – kurbelt den Kreislauf an, die Atmung und soll ja auch gegen Osteoporose helfen.

1. Akt:

Ab morgen bewege ich mich mehr. Radfahren. Dazu gehört natürlich die richtige Garderobe: Im Mini kriegt man kalte Beine. Und mein letzter Versuch im langen Rock endete mit Saumsalat in den Speichen. Also: Hosen, robust und ohne Schlag, sind radelfest, reichlich Strick obenrum und zur Krönung ein Stirnband. Das Schuhwerk? Nix mit Stiefeletten oder Pumps. Sneaker, aber nicht ganz so bollig wie die meiner Söhne. Sonst rutsche ich von den Pedalen. Und überhaupt – vielleicht schaffe ich es ja mal mit dem Joggen. »Mami, wie siehst du denn aus?« Mein Sohn Nici starrt fassungslos auf mein Outfit. Ich bleibe ganz cool und murmel was von Radeln und Joggen. Ob ihn was stört? Nein, eigentlich nicht – hmm – und er muß jetzt sowieso zur Schule. Na ja, meine Familie wird sich daran gewöhnen müssen, daß ich auch etwas sportlicher werde.

2. Akt:

Jetzt muß ich aber endlich auf mein Rad und zu meinem Zahnarzt-Termin. Das Telefon klingelt. Die Redaktion xy, ganz dringend. Ich säusel in den Hörer und hüpfe von einem Bein aufs andere. Nachdem alle Unklarheiten beseitigt sind, muß ich noch mal schnell ... Und wo ist eigentlich der Schlüssel fürs Rad? Hektik, suchen – hat vielleicht jemand den Schlüssel gesehen? Nein, am Schlüsselbord ist er nicht, auch nicht in der Handtasche, in der Schuhputzschublade, im Schlafzimmer. Hatte ich ihn nicht eben schon in der Hand? Da liegt er ja – neben dem Telefon! Es klingelt wieder. Der Zahnarzt. Mein Termin! Ich springe ins Auto und düse los. Ausnahmsweise, weil es superschnell gehen muß. Aber ich gebe nicht auf. Der Zahnarzt, ein Freund, hat auch etwas erstaunt über mein Aussehen geguckt. Aber wir hatten dann andere Probleme – und schließlich muß ich mich ja nicht rechtfertigen.

3. Akt:

Nach dem Zahnarzt bin ich geschafft – und setze mich erst einmal an meinen Schreibtisch. Diese Sneaker halten die Füße ja enorm warm – kaum zu glauben. Die Sonne scheint. Nach dem Mittagessen werde ich mich nicht hinlegen. Wie war das noch? Nach dem Essen sollst du ruhn oder tausend Schritte tun. Genau das werde ich machen. Nicht joggen – dazu bin ich nicht der Typ. Walken werde ich! Das wirkt auch viel besser gegen Fettansammlungen und geht nicht so auf die Knochen. Sagt meine Freundin Gudrun, die das gerade praktiziert. Voller Schwung schreite ich vom Schreib- zum Eßtisch. Magnus hat Kopfweh. Nicis Zeh ist entzündet. Und ich werde beim Essen immer müder. Was soll ich sagen? Ich habe Magnus zur Schule gebracht – im Auto natürlich. Auf dem Rückweg Nici zum Schlagzeug. Und in den 30 Minuten zwischendrin – also walken hätte sich da nicht gelohnt – habe ich noch ein kleines Nickerchen gemacht.

4. Akt:

Es ist ja nie zu spät. Also, heute ist doch immer das Spontan-Training in der Turnseeschulhalle um die Ecke. Jeder kommt unangemeldet, Wechsel ist immer zur vollen Stunde, es gibt einen Vorturner und eine Nachturngemeinde – wie in China. Und danach wirft man 10 DM in den Klingelbeutel. Soll richtig guttun – am nächsten Morgen treffe ich beim Einkaufen immer irgendwelche stöhnenden Freundinnen mit Muskelkater. Also – Kinder abfüttern und dann ab ins Bett. Denkste. »Was, ihr schreibt morgen einen Vokabeltest?« Als Mutter kennt man seine Pflichten ... Danach ist es natürlich für den Turntermin zu spät. Zu dumm. Aber noch gebe ich nicht auf:

5. Akt:

Gerade habe ich doch dieses tolle Buch *Fit und in Form nach dem Baby* geschrieben. Mit all den Übungen für zu Hause. Kann ich ja auch wieder einmal durchturnen. Ist ja eigentlich auch Quatsch, außer Haus zu turnen – im Wohnzimmer geht das doch viel praktischer. Und danach kann ich ja gleich duschen. Also. Gymnastikhose an – wo ist doch schnell das Übungsposter? Ich starte durch. Das Telefon – ach, ich lege einfach den Hörer daneben. So. Erste Übung. Geht doch ganz gut. Aber was ist das? Die Haustür knarzt vertraut. Mein Mann kommt heim. Schön – dann kann er ja gleich mitturnen. Noch eine Stimme? Frau Dr. Ostermann, seine reizende Assistenzärztin zur Dienstbesprechung? Ich ergreife über die Terrasse die Flucht. Es soll eben nicht sein. Man kann nicht alles haben. Wenn die Kinder erst aus dem Haus sind …

6. Akt:

Netter Abend im Wohnzimmer mit Edgar und Dr. Ostermann. Ich mache im Sitzen isometrische Übungen. Immerhin, ein Anfang ist gemacht.

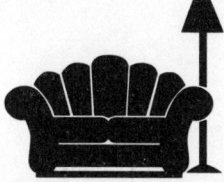

10x cool im Frühjahr

Eisbergsalat mit Käse und Mais
1 EL Essig
1 TL Senf
Salz, Pfeffer
2 TL Olivenöl
1 EL Küchenkräuter Schnittlauch
1 Dose Mais
1/2 Kopf Eisbergsalat
6-8 Champignons
1/2 Pckg. Feta

Essig, Senf, Salz, Pfeffer, Öl und Schnittlauch zu einer Marinade verrühren. Mais aus der Dose nehmen und abtropfen lassen. Den halben Kopf Eisbergsalat und die Champignons putzen, waschen. Salat in mundgerechte Stücke zupfen, Pilze in feine Scheiben schneiden. Feta in kleine Stücke bröckeln. Salat, Pilze und Mais vermischen, auf zwei Tellern verteilen. Marinade darüberträufeln und mit Feta bestreuen. Dazu paßt kerniges Vollkornbrot.

① Tip: Als Brotaufstrich schmeckt Kräuterquark lecker – das ist fettmäßig noch drin. Sättigender wird der Salat mit einem gekochten Ei. Pro Teller gibt's ein halbes.

Möhren-Orangen-Mozzarellasalat
1 Pckg. Mozzarella
3 Orangen
4 Möhren
1 EL Zitronensaft
1 TL Senf
Salz, Pfeffer
2 TL Sonnenblumenöl
1 EL Küchenkräuter Schnittlauch

Mozzarella abtropfen lassen und in feine Streifen schneiden. Von den Orangen oben und unten den Deckel abschneiden, mit einem Messer so schälen, daß auch die weiße Haut entfernt wird. Orangen halbieren und weißen Mittelstrang herauslösen, in schmale Scheiben schneiden. Möhren schälen und zu den Orangenscheiben raspeln. Zitronensaft, Senf, Salz, Pfeffer und Öl zu einer Marinade verrühren. Den Orangen-Möhren-Mix auf zwei Tellern verteilen und mit Marinade beträufeln. Den Mozzarella darauf verteilen und mit Schnittlauch bestreuen. Dazu gibt's Körnerbrötchen.

ⓘ Tip: Mit Ingwer bekommt dieser fruchtige Salat eine exotische Geschmacksnote.

Krabben-Nudeln-Erbsencocktail
1 Pckg. Bandnudeln
Salz
1 TL Olivenöl
2 Tomaten
1 Dose Krabben aus dem Kühlregal
Zitronensaft
1 Dose mexikanische Gemüseplatte
1/2 Pckg. Joghurterzeugnis »Der Cremige« 3,5%
    (250 g)
2 EL Salatcreme
2 EL Ketchup
Pfeffer
1 TL Paprikapulver
1 TL Petersilie

Nudeln in kochendem Salzwasser 10-12 min bißfest kochen, abtropfen lassen. Mit dem Olivenöl vermischen und kalt werden lassen. Tomaten waschen, Strunkansatz entfernen und in etwa einen halben Zentimeter große Würfel schneiden. Krabben und mexikanische Gemüseplatte in ein Sieb geben, mit kaltem Wasser abspülen, abtropfen lassen und mit Zitronensaft beträufeln. Zusammen mit den Tomaten zu den Nudeln geben und mischen.

Salatcreme mit Ketchup vermischen, Joghurt einrühren. Mit Salz, Pfeffer und Paprikapulver zu einer würzigen Cocktailsauce abschmecken.

In zwei Cocktailschalen den Nudel-Krabben-Mix geben, Sauce darauf verteilen und mit Petersilie garnieren.

ⓘ Tip: Wenn Ihnen die Menge der Nudeln zu viel erscheint, dann kürzen Sie einfach.

Geflügel-Paprika-Kebap
1 Zwiebel
je 1/2 rote und gelbe Paprikaschote
2 Tomaten
150 g Delikateß-Putenbrust aus dem Kühlregal
1/2 Fladenbrot
1 Pckg. Tsatsiki
Salz, Pfeffer
1 TL Küchenkräuter Petersilie
2 gehäufte EL geriebener Emmentaler (etwa 40 g)

Zwiebel schälen, halbieren und in dünne Ringe schneiden. Paprikaschoten waschen, vierteln und die Samen und inneren Häutchen entfernen. Quer in dünne Streifen schneiden. Tomaten waschen, den Strunkansatz entfernen und in feine Scheiben schneiden. Putenbrust in feine Streifen schneiden. Das Fladenbrot vierteln und taschenförmig einschneiden. Das Innere der Fladenbrottaschen mit Tsatsiki bestreichen und mit Gemüse und Putenstreifen füllen, eventuell mit Salz, Pfeffer und Petersilie würzen. Käse daraufstreuen.

ⓘ Tip: Dieses Rezept können Sie auch warm zubereiten. Das Gemüse wie oben beschrieben vorbereiten. In einer Pfanne 1 TL Olivenöl erhitzen und die Zwiebeln darin glasig dünsten. Puten- und Paprikastreifen zugeben und etwa 5-7 min braten, zwischendurch umrühren. Die mit Tsatsiki bestrichenen Fladenbrot-Taschen mit dem Geflügelgemüse und den Tomaten füllen, den Käse darüberstreuen.

Kräuterquarkdip mit Gemüse
2 Möhren
1/2 Salatgurke
je 1/2 rote und gelbe Paprikaschote
1 Chicorée
1 Knoblauchzehe
1 Zwiebel
1/2 Pckg. Feta
1 Pckg. Speisequark mager
1/2 Pckg. Speisequark mit Sahne 40%
1/2 Becher klare Brühe
Salz, Pfeffer
1 EL Küchenkräuter Petersilie
2 EL Küchenkräuter Schnittlauch

Möhren und Salatgurke schälen, halbieren und in Längsstreifen achteln. Paprikaschoten waschen und die Samen und inneren Häutchen entfernen, in Streifen schneiden. Chicorée mit einem feuchten Tuch abreiben, die äußeren Blätter entfernen und den keilförmigen Strunk herausschneiden, Blätter ablösen. Knoblauch und Zwiebel schälen und kleinhacken. Feta mit einer Gabel zerdrücken und mit Quark und Brühe zu einer gleichmäßigen Creme verrühren. Knoblauch und Zwiebel unterheben und mit Salz, Pfeffer, Petersilie und 1 EL Schnittlauch würzen.

Den Dip auf zwei Tellern verteilen, den restlichen Schnittlauch darüberstreuen und das Gemüse beilegen. Dazu schmeckt Sesam-Knäckebrot lecker.

① Tip: Wenn Sie keine Zeit haben, den Kräuterquark selbst zuzubereiten, können Sie auch fertigzubereiteten kaufen. Aldi bietet sowohl Kräuterquark als auch Tsatsiki an, was Sie wählen, bleibt Ihnen überlassen. Ersetzen Sie einfach den Magerquark durch Kräuterquark/Tsatsiki und den Sahne- durch Magerquark.

Thunfischcreme mit Gurken und Baguette
1 Dose Thunfisch in Wasser
1/2 Salatgurke
2 hartgekochte Eier
2 EL Salatcreme
1 TL Senf
1 EL Zitronensaft
Salz, Pfeffer
1 EL Petersilie

Thunfisch aus der Dose nehmen und abtropfen lassen. Salatgurke schälen, halbieren, aushöhlen und raspeln. Eier pellen und längs halbieren. Eigelbe mit einem Teelöffel herausheben und durch ein Sieb in ein hohes Gefäß streichen. Den Thunfisch zugeben und mit dem Pürierstab cremig verrühren. Salatcreme und Gurkenraspeln unterheben, mit Senf, Zitronensaft, Salz, Pfeffer und Petersilie abschmecken. Creme mit Teelöffeln in die Eiweiße füllen, restliche Creme auf zwei Tellern anrichten. Dazu gibt's frisch aufgebackene Baguette-Brötchen.

① Tip: Diese Creme schmeckt auch zu Pellkartoffeln sehr lecker.

Eier-Rucola-Salat

2 Eier
1 EL Zitronensaft
Salz, Pfeffer
1 EL Schnittlauch
1 TL Olivenöl
1 Dose Krabben aus dem Kühlregal
1 Dose Mais
4 Tomaten
1 Pckg. Rucola

Eier in kochendem Salzwasser etwa 8 min hart kochen, mit kaltem Wasser abschrecken. Aus Zitronensaft, Salz, Pfeffer, Schnittlauch und Olivenöl eine Marinade zubereiten. Krabben und Mais in ein Sieb geben, mit kaltem Wasser abspülen und abtropfen lassen. Tomaten waschen, die Stielansätze entfernen und in Würfel schneiden.

Rucola putzen und die einzelnen Blätter abwaschen. Strunkansätze und feste Blattrippen entfernen und in mundgerechte Stücke zupfen. Rucola auf zwei Tellern verteilen, Mais, Krabben und Tomaten darauf geben. Eier schälen und in Scheiben schneiden, Salat damit belegen. Marinade über den Salat verteilen. Dazu paßt kerniges Vollkornbrot, mit Frischkäse, z.B. Cremerie bestrichen.

Eisbergsalat mit Schinken und Nudeln

250 g Bandnudeln
Salz, Pfeffer
1 TL Olivenöl
2 Party-Gurken
10 Walnüsse (etwa 25 g)
1/2 Kopf Eisbergsalat
2 Scheiben gekochter Gourmet-Hinterschinken
4 Möhren
1 Apfel
1 Becher Joghurterzeugnis »Der Cremige« 3,5% (200 g)
1 EL Zitronensaft
1 TL Senf
1 EL Küchenkräuter Schnittlauch
Salz, Pfeffer

Nudeln in kochendem Salzwasser in etwa 10-12 min bißfest kochen, abtropfen lassen und mit 1 TL Olivenöl verrühren. Party-Gurken längs vierteln und kleinwürfeln. Walnüsse kleinhacken. Den halben Kopf Eisbergsalat putzen, waschen und in mundgerechte Stücke zupfen. Schinken in quadratische Stücke schneiden. Möhren und Apfel schälen. Den Apfel vierteln und entkernen und mit den Möhren zum Schinken raspeln. Alles mit den Nudeln vermischen.

Aus Joghurt, Zitronensaft, Senf, Schnittlauch, Salz und Pfeffer eine Marinade anrühren, die Gurkenstückchen unterheben.

Auf zwei Tellern ein Bett aus Eisbergsalat anrichten, Nudel-Mix und Joghurtsauce darauf geben. Walnüsse darüberstreuen.

ⓘ Tip: Diesen Salat können Sie mit frischem Spargel verfeinern. Dazu in einem Topf Salzwasser zum Kochen bringen. Von den Spargelstangen die holzigen Enden wegschneiden, die Stangen schälen und im Topf etwa 10 min kochen. Herausnehmen, in Stücke schneiden und in den Salat geben.

Müsli mit Obstsalat
1/2 Ananas
2 Orangen
2 Bananen
2 Kiwis
1 Pckg. Speisequark mit Sahne, 40%
1 Becher Multivitaminsaft
1 Becher Früchte-Müsli (etwa 220 g)

Ananas halbieren. Schopf abschneiden und Schale mit einem Messer in senkrechten Schnitten abschälen. Ananas quer in Scheiben schneiden, das holzige Innere entfernen und in Stücke schneiden. Von den Orangen die Schale mit einem dünnen Messer so abschneiden, daß auch die weiße Haut entfernt wird. Orangen vierteln und in Scheiben Schneiden. Über einer Schüssel arbeiten, so daß der Saft aufgefangen wird. Bananen schälen, in Scheiben schneiden und in den Orangensaft legen. Kiwis schälen, vierteln und in Scheiben schneiden. Quark mit Multivitaminsaft und Fruchtmüsli verrühren. Auf zwei Teller das Obst verteilen, Müsliquarkcreme darauf geben.

ⓘ Tip: Knackiger wird Ihr Müsli, wenn Sie es mit einigen Nut-Flakes verzieren. Ist Ihnen die Quarkcreme nicht süß genug, dann rühren Sie 1-2 TL Honig ein.

Raspelapfel mit Studentenfutter

5 Scheiben Knäckebrot Sesam
1 Becher Trockenpflaumen (etwa 17 Stück)
12 Walnüsse (etwa 25 g)
12 Haselnüsse (etwa 25 g)
2 Möhren
1 Apfel
2 EL Zitronensaft
1 Pckg. körniger Frischkäse
2-3 TL Honig
1/2 Becher Sultaninen

Knäckebrot zerbröseln. Trockenpflaumen kleinschneiden. Möhren schälen und in feine Scheiben hobeln. Apfel schälen, vierteln, entkernen und raspeln, mit 1 EL Zitronensaft beträufeln. Alle Zutaten vermischen. Walnüsse und Haselnüsse in kleine Stücke hacken. Frischkäse mit Nüssen, Honig und dem restlichen Zitronensaft abschmecken und auf dem Früchte-Mix verteilen.

ⓘ Tip: Vielleicht kennen Sie die 200-g-Pckg. Nuß-Frucht-Mischung. In dieser sind etwa 100 g Sultaninen und 100 g gemischte Nüsse drin: 60 g Fett allein durch die Nüsse. Mit den restlichen Zutaten hat das Raspelgericht dann 68 g Fett zu verbuchen, für zwei Personen viel zu viel. Also lieber selber die Nüsse zusammenstellen. Oder nur die halbe Pckg. nehmen und den Trockenfrüchteanteil mit einigen Trockenpflaumen anreichern.

Für den Last-Minute-Typ: AlDiät im Sommer

Gehören Sie zu den Spätentschlossenen? Die noch am ersten Ferientag nicht wissen, wohin? Oder ob sie überhaupt Urlaub machen wollen? Dann kommen Sie wahrscheinlich auch erst bei Saisonbeginn der Strandbäder auf die Idee, die Sommerklamotten aus der Versenkung zu holen. Und siehe da ... Aber vielleicht sind es auch die Aldi-Badeschuhe, der Open Air Grill oder der Gartenschlauch, die Ihnen schockartig klarmachen: Es ist wieder soweit. Man entblößt sich. Die Zeit der barmherzigen Verhüllung ist vorbei. Wer Figur hat, der zeigt sie. Und wer sie nicht hat? Na klar: Der macht eine Diät. Als echter Last-Minute-Typ lassen Sie den Mut nicht sinken – schließlich hat es in Ihrem Leben immer noch geklappt – wenn auch knapp. Im Gegenteil – dieser späte Entschluß hat ja durchaus etwas für sich: Sie haben Ihr Ziel greifbar vor sich und den Erfolg täglich sichtbar vor Augen. Die milde Witterung motiviert: Sonne macht glücklich – da braucht man die süßen Tröster nicht mehr. Auch der Umstieg vom Auto aufs Rad fällt leichter: Bewegung macht schlank. Doch der Knüller ist das Angebot der Saison: die letzten Erdbeeren, der letzte Spargel – Sie treffen bei Aldi auf die Tomaten- und Melonenlawine aus Spanien, die neuen Kartoffeln, das Mittelmeergemüse, Aprikosen, Pfirsiche, Nektarinen ... Wer denkt da noch an fette Kuchen und deftigen Eintopf? Leichte Mittelmeerküche ist das Gebot der Stunde, und die lieben Mitmenschen spielen mit: Grilleinladungen? Kein Problem – halten Sie sich an Fisch, Steak oder Kartoffeln. Pasta-Party – super, schlagen Sie zu, halten Sie sich aber bei den Saucen zurück.

Doch es gibt eine riesengroße Falle auf Ihrer Aldi-Einkaufsstrecke, die Sie unter allen Umständen umschiffen müssen: die Tiefkühltruhen. Genauer gesagt: die Eisecke. Denn was da lagert, ist tatsächlich köstlich, aber absolut nicht diätgeeignet. Sicher – es schmilzt nur so dahin und wirkt so ultraleicht. Aber Sahne ist schließlich auch flüssig, und Sie kämen nie auf die Idee ... Kurz und gut: Eis kann Ihre ganzen guten Vorsätze ruinieren. Weil es sich so zwischendrin schlecken läßt, weil es einfach so wegrutscht und weil es Fett in Konzentration enthält – deshalb schmeckt es ja so cremig. Die große Ausnahme ist Wassereis – aber das gibt's nicht in der Truhe. Der Geheimtip für ganz Verzweifelte: Multivitaminnektar in Eisschleckboxen (gibt's von Tupper und Konsorten, vielleicht auch mal bei Aldi – Augen auf!) selber einfrieren und bei Eishunger schlecken! Und wie steht es mit den Sommerweinen? Dem sagenhaften Prosecco? Dem grünen Veltliner, dem Rosé d'Ánjou? Beherrschen Sie sich! Denn wenn Sie mit einem Gläschen in einer lauen Sommernacht beginnen, ist die Flasche dahin. Bei aller Leichtigkeit des Seins und des Weins – halten Sie sich an Mineralwasser, Eistee oder gespritzte Obstsäfte. Und denken Sie an den Urlaub und Ihre Badefigur! Sie diäten ja schließlich nicht zum Vergnügen!

Rezepte für je 2 Personen
Maßeinheit: 200-g-Sahne-Becher
Wichtig: Kein zusätzliches Fett beim Kochen verwenden!

Die Obst-Gemüse-Crash-Kur

Für ein Wochenende (Sa/So) kaufen Sie am Freitagnachmittag ein:

Obst/Gemüse

1 Schale Erdbeeren oder Beeren nach Wahl, 1 kg Aprikosen, 1 kg Pfirsiche, 2 Bananen, 1 Honigmelone, 3 Karotten, 1 Kohlrabi, 1 Staudensellerie, 3 Zwiebeln, 3 Knoblauchzehen, 3 Zucchini, 3 Auberginen, 1 kg Tomaten, 1 Salatgurke, 2 rote und eine gelbe Paprika, 1 Kopfsalat, 1 Stange Lauch, frische Kräuter im Topf nach Saison.

Dauerwaren

Knuspermüsli-Kokos, 1 Dose Thunfisch naturell

Milch und Milchprodukte

1 Pckg. Sahnequark, 1 Becher Joghurt 3,5% Fett

Brot

1 Fladenbrot, 1 AOK-Brot, Knäckebrot

Sonstiges

Apfelsinensaft mit Fruchtfleisch, Senf, Salz, Pfeffer, 1 kleines Glas Kapern, Tomatenmark, Olivenöl

Samstag
Morgens:

Kerniger Obstsalat

Das Obst waschen, die Hälfte der Erdbeeren, Pfirsiche und Aprikosen in mundgerechte Stücke schneiden. Den anderen Rest für Sonntag und Zwischenmahlzeiten aufheben. Mit 2 Bechern Knuspermüsli-Kokos und 2 Bechern Nut-Flakes mischen. Mit 2 Bechern Apfelsinensaft begießen.

Mittags:

Rohkost mit Dip

Karotten, Kohlrabi, Staudensellerie putzen, waschen und in feine Stifte schneiden. Für den Dip: Sahnequark mit Joghurt, einer halben geraspelten Gurke, Senf, Salz, Pfeffer und Kapern verrühren. Ein paar gehackte Kräuter unterrühren. Dazu Knäckebrot.

Abends:

Mariniertes Grillgemüse

3 Zucchini, 3 Auberginen, 3 Paprika waschen, nicht zu klein schneiden, die Hälfte im Kühlschrank für Sonntag beiseite stellen. Leicht salzen, pfeffern, mit 2 EL Öl mischen, und auf dem Grill oder im Backofen (Stufe Grill) rösten. Das Gemüse noch warm in eine Marinade aus 1 EL Olivenöl, 2 Knoblauchzehen, Tomatengewürzsalz, Würz Fond, 1 EL Essig, Pfeffer und gehackten Kräutern einlegen und servieren. Dazu Fladenbrot essen.

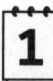

Sonntag

Morgens: wie am Samstag

Mittags:

Ratatouille

3 Tomaten kleinschneiden. Zwiebel und 1 Knoblauchzehe fein hacken. 1 EL Olivenöl in der Pfanne erhitzen. Zwiebeln und Knoblauch andünsten. Restliches Gemüse vom Vortag dazugeben, weiter dünsten. Tomatenmark, Salz und Pfeffer zugeben. Deckel aufsetzen und im eigenen Saft 10 min schmoren lassen. Mit frischen gehackten Kräutern verfeinern. Dazu AOK-Brot essen. Oder Reis bzw. Nudeln nach Belieben.

Abends:

Salat satt

Lauch in Ringe schneiden, in 1 EL Öl andünsten, würzen mit 2 EL Essig ablöschen. Etwas weich dünsten. In eine Salatschüssel geben. Mit Thunfisch, geschnittenen Tomaten und gewaschenem Salat mischen. Dazu Brot essen.

10x hot im Sommer

Tomaten im Quark-Feta-Ei-Kartoffelpüree-Soufflé-Bett

1/2 TL Butter oder Margarine zum Ausfetten der Backform
1 TL Mehl zum Bestäuben
2 Eier
1/4 Pckg. Feta
1 Pckg. Speisequark mager
1/2 Pckg. Speisequark mit Sahne
1 Becher klare Brühe
6 EL Kartoffelpüree-Pulver
Salz, Pfeffer
1 EL Schnittlauch
knapp 1 Pckg. Cherry-Strauchtomaten (10 Stück)

Backofen auf 200 Grad vorheizen. Springform (26 cm) einfetten und ausmehlen. Eier trennen, Eiweiße steif schlagen. Die Eigelbe zu dem zerdrückten Feta dazugeben und mit dem Quark verrühren. Brühe und Püreepulver einrühren. Mit Salz, Pfeffer und Kräutern kräftig würzen. Das Eiweiß unter die Masse ziehen und in die Form füllen. Tomaten waschen, halbieren,

Stielansätze entfernen und mit der Wölbung nach unten in den Käseschaum drücken. Auf der zweiten Schiene von unten in etwa 30 min fertig backen.
① Tip: Diese Tarte schmeckt auch kalt gut.

Zucchini-Eintopf mit Hüttenkäse und Knoblauchbaguette
1 Pckg. Knoblauchbaguette zum Aufbacken
1 Beutel Zucchini
1 Zwiebel
1 TL Olivenöl
1 Becher klare Brühe
2 EL Weißwein
1 Pckg. körniger Frischkäse
Salz, Pfeffer
1 EL Petersilie

Knoblauchbaguette nach Packungsanleitung aufbacken. Zwiebel schälen, fein würfeln und im Olivenöl glasig dünsten, Zucchini waschen, Enden entfernen und in dicken Scheiben zu den Zwiebeln geben. Das Ganze mit der Brühe und dem Wein etwa 15 min weich garen. Brühe abgießen und aufheben. Gemüse pürieren. Brühe wieder dazugeben und das Püreepulver und die Hälfte des Frischkäses einrühren. Mit Salz, Pfeffer und Petersilie abschmecken. Die Suppe in zwei Teller geben und den Rest Frischkäse darauf verteilen.

Dazu gibt's Knoblauchbaguette.
① Tip: Sind Sie ein Suppen-Fan? Dann geben Sie einfach 1 oder 2 Becher Brühe dazu.

Grillauberginen-Toastauflauf mit Dosentomaten und Sauce Béchamel

2-3 Auberginen
Salz
2 TL Olivenöl
1 Dose ganze, geschälte Tomaten
Pfeffer
1 EL Schnittlauch
1 Würfel helle Sauce
1/2 Pckg. Feta
6 Scheiben Buttertoast

Auberginen putzen, waschen und der Länge nach in einen halben Zentimeter dicke Scheiben schneiden. Mit Salz bestreuen, in eine Schüssel geben und mit einem Brettchen beschwert etwa 10 min stehenlassen.

Backblech mit Öl einpinseln. Auberginen darin wenden und etwa 20 min im Backofen grillen oder bei 220 Grad von beiden Seiten goldbraun backen. Die Tomaten in Würfel schneiden und samt Eigensaft mit Salz, Pfeffer und Schnittlauch würzen.

1/4 l helle Sauce nach Packungsanleitung zubereiten. Feta mit der Gabel zerdrücken und mit den Tomaten in die Sauce rühren.

Toastscheiben leicht bräunlich toasten.

In eine Auflaufform abwechselnd Auberginen, Toastscheiben und Tomatensauce schichten. Den Abschluß soll die Sauce bilden. Hitze auf 200 Grad reduzieren und in etwa 20 min backen.

Ofenkartoffeln mit Putenbrust und Peperonata

6 Kartoffeln
1 EL Olivenöl
Salz
1 EL Petersilie
2 TL Olivenöl
2 Paprikaschoten (rot, gelb)
2 Zwiebeln
2 Knoblauchzehen
1 EL Essig
Pfeffer
Paprikapulver
1 Dose ganze, geschälte Tomaten
400 g Delikateß-Putenbrust

Backofen auf 220 Grad vorheizen. Kartoffeln samt Schale unter fließendem Wasser sauber bürsten, abtrocknen und halbieren. 1 EL Olivenöl mit Salz, Pfeffer und Petersilie vermischen und die Schnittflächen der Kartoffeln damit einpinseln. Kartoffelhälften mit der bepinselten Schnittfläche nach oben auf ein Backblech legen und auf der mittleren Schiene ca. 30 min backen.

Zwiebeln und Knoblauchzehen schälen und in dünne Scheiben schneiden. Paprikaschoten halbieren, Kerne und Trennwände entfernen. Paprikahälften waschen und grob würfeln. In einem Topf 2 TL Olivenöl erhitzen und Zwiebeln darin glasig dünsten. Knoblauch und Paprikawürfel dazugeben, mit Essig beträufeln und anbraten. Tomaten in dicke Scheiben schneiden und samt Sauce zum restlichen Gemüse geben. Mit Salz, Pfeffer und Paprikapulver kräftig abschmecken und 15 min im offenen Topf schmoren lassen.

Das Putenbruststück in zwei Scheiben schneiden, auf das Backblech zu den Kartoffeln legen und beidseitig etwa 5 min erwärmen.

① Tip: Das Gemüse wird cremiger, wenn Sie noch 1-2 EL Kartoffelpüree-Pulver einrühren.

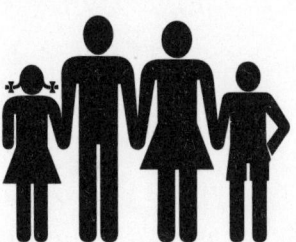

Gefüllte Paprikaschoten mit Reis, Schinken und Zwiebeln in Tomatensauce

1 1/2 Becher klare Brühe
1 Becher Parboiled Reis
2 Zwiebeln
1/2 Pckg. Gourmet-Hinterschinken
1 Dose ganze, geschälte Tomaten
4 Paprikaschoten
2 TL Olivenöl
Salz, Pfeffer
Paprikapulver
2 EL Petersilie
1/2 Becher Brühe
1/2 Becher Schmand

1 1/2 Becher Brühe zum Kochen bringen. Reis einschütten und etwa 5 min garen, in ein Sieb geben und kalt abschrecken. Abtropfen lassen.

Zwiebeln schälen und fein hacken. Schinken würfeln. Tomaten samt Saft in eine Schüssel geben, Tomaten in dicke Scheiben schneiden. Paprikaschoten waschen, Deckel abschneiden, Kerne und weiße Trennwände entfernen. Öl in einer Pfanne erhitzen und Zwiebelstückchen darin glasig dünsten. Die Hälfte der Tomatensauce sowie vom Schinken und Reis einrühren, alles mit Salz, Pfeffer, Paprikapulver und 1 EL Petersilie abschmecken. Die Paprikaschoten damit füllen und Paprikadeckel aufsetzen.

Die restliche Tomatensauce mit 1/2 Becher Brühe und Schmand in einem Topf verrühren und mit Salz, Pfeffer und Petersilie würzen.

Die gefüllten Paprikaschoten nebeneinander einsetzen und bei mittlerer Hitze etwa 30 min weich garen.

① Tip: 50 g Feta klein würfeln und vor dem Füllen der Paprikaschoten in die Reismischung rühren – schmeckt lecker! Dafür nur die halbe Menge Schmand in die Sauce rühren.

Eier in Senfsauce und Pellkartoffeln

Salz
8 Kartoffeln
3 Eier
1 EL Butter
1 EL Mehl
1 1/2 Becher fettarme Milch 1,5%

Salz, Pfeffer
2-3 EL Senf
2 EL Petersilie

In einem Topf Salzwasser zum Kochen bringen und die Kartoffeln darin etwa 25 min weich garen. Eier in kochendem Wasser in etwa 12 min hart kochen. Butter in einem Topf schmelzen. Mehl und Milch dazugeben und unter ständigem Rühren zum Kochen bringen. Die Sauce mit Salz, Pfeffer, Senf und 1 EL Petersilie würzen.

Eier schälen, halbieren und auf zwei Tellern verteilen, mit der Sauce begießen. Kartoffeln pellen, dazulegen und mit restlicher Petersilie bestreuen.

Kohlrabigemüse mit Schlemmerfilet
1 Pckg. TK-Schlemmerfilet
1 Zwiebel
2 Kohlrabi
3 Karotten
1 TL Olivenöl
1 Becher klare Brühe
1 EL Kartoffelpüree-Pulver
Salz
Pfeffer
1 EL Petersilie

Schlemmerfilet nach Packungsanleitung zubereiten. Zwiebel schälen und fein hacken. Kohlrabi und Karotten waschen, putzen und grob würfeln. Öl in einem Topf erhitzen und Zwiebelstückchen darin glasig dünsten. Gemüse dazugeben, mit klarer Brühe übergießen und in etwa 30 min weich garen. Mit Püreepulver andicken und mit Salz, Pfeffer und Petersilie würzen.

ⓘ Tip: Schneiden Sie den Kohlrabi in feine Spachteln und die Karotten in nicht allzu dicke Scheiben, dann ist Ihr Gemüse schon nach 20 min weich gegart. Und ist Ihr Hunger riesengroß, schneiden Sie noch 2 Kartoffeln als Würfel mit ins Gemüse.

Putengulasch mit Paprika, Tomatenpüree, dicken Bohnen und Pasta

2 1/2 Becher Spiral-Nudeln
Salz
1 Zwiebel
1 Knoblauchzehe
1 Paprikaschote
2-3 TK-marinierte Putenfilets (ca. 200 g)
2 TL Olivenöl
1 Dose Kidney Bohnen
1 Pckg. passierte Tomaten
2 EL Kartoffelpüree-Pulver
Pfeffer
Paprikapulver
2 EL Schmand

Nudeln in kochendem Salzwasser in etwa 8-10 min bißfest garen.

Zwiebel und Knoblauch schälen, halbieren und in dünne Scheibchen schneiden. Paprikaschoten halbieren, Kerne und Trennwände entfernen. Paprikahälften waschen und grob würfeln. Die noch gefrorenen Putenfilets mit Küchenkrepp abreiben und in mundgerechte Stücke schneiden. In einem Topf Öl erhitzen, das Fleisch mit den Zwiebeln darin anbraten. Bohnen samt Sauce, Knoblauch, Paprika und passierté Tomaten dazugeben. Gulasch mit Püreepulver andicken und mit Salz, Pfeffer und Paprikapulver kräftig würzen. Mit Schmand abschmecken.

Süßer Nudelauflauf mit Aprikosen

2 1/2 Becher fettarme Milch 1,5%
Salz
2 1/2 Becher Spiral-Nudeln
2 Eier
2-3 EL Honig
1 TL Butter
4 Walnüsse (etwa 10 g)
700 g Aprikosen

Backofen auf 200 Grad vorheizen.

Milch mit einer Prise Salz in einem Topf erhitzen, Nudeln zugeben und etwa 5 min köcheln lassen. Walnüsse hacken. Ei trennen. Eiweiß steif schlagen. Das Eigelb mit Honig leicht aufschlagen. Eine Auflaufform mit Butter ausstreichen. Nudeln mit Eigelb verrühren, das Eiweiß und die Walnüsse vorsichtig unterheben. Die Aprikosen waschen, halbieren und entsteinen. Alles in die Form geben, auf die zweite Schiene von unten in den Backofen schieben und 15-20 min backen.

① Tip: Statt Aprikosen passen auch Zwetschgen, Pfirsiche oder Nektarinen in den Auflauf. Schmeckt aber auch mit 1 Glas Apfelkompott.

Seelachsfilet mit Reis und asiatischem Pfannengemüse

1 TK-Pckg. Seelachsfilet
2 EL Zitronensaft
Salz, Pfeffer, gem. Ingwer
1 1/2 Becher klare Brühe
1 Becher Parboiled Reis
2 TL Olivenöl
1 Pckg. Asiat. Pfannengemüse
Salz, Pfeffer
1 EL Petersilie
Zitronensaft

Seelachsfilet mit Zitronensaft beträufeln, salzen, mit Pfeffer und Ingwer bestreuen. In einem Topf Brühe zum Kochen bringen, Reis einrieseln lassen und die Fischfilets drauflegen. Bei schwacher Hitze etwa 16-18 min köcheln lassen, bis die Brühe völlig aufgesogen ist – der Fisch gart mit.

In einer großen Pfanne 2 TL Olivenöl erhitzen und das Pfannengemüse darin etwa 5 min gar braten.

Reis mit Fisch anrichten, Gemüse dazu reichen.

10.
Gesucht: Cellulitisfreie Zonen

Haben Sie ihn schon gemacht, den Bienenwabentest? Also: ein fester Zangengriff in den Oberschenkel, da wo er am fülligsten ist, und drücken, drücken, drücken. Was sehen Sie? Nein – keine blauen Flecken, die kommen danach. Sondern: Dellen! Die gefürchteten Bienenwabenstruktur des Unterhautfettgewebes: Cellulitis, auch Orangenhaut genannt. Weil Orangen eben auch so kleine Dellen haben – nur daß das dort keinen stört. Und behaupten Sie nicht, Sie hätten keine! Allenfalls zwischen 14 und 16 sind weibliche Wesen orangenhautfrei. Später bleibt das keiner von uns erspart – wir haben sie nämlich den weiblichen Hormonen, den Östrogenen, zu verdanken. Deshalb ist Cellulitis nur in Spuren bei Männern vorhanden (aber auch da macht die Gleichberechtigung Fortschritte. So am Po. Kneifen Sie einfach mal ...)

Also, kein Vertun, die Orangenhaut hat auch Sie im Griff. Was tun? Zuerst natürlich abnehmen, das hilft immer. Die Dellen werden dann etwas milder, wenn das Muskelfleisch wieder an die Oberfläche kommt. Aber verschwinden? I wo. Aber bloß nicht aufgeben. Denn Orangenhaut ist ja nicht nur unschön, sondern das Zeichen einer sagenhaften Verschlackung des Körpers. Was auch immer das sein soll. Ganze Generationen von Wissenschaftlern rätseln über die Schlacken, die im Frühjahr im Beautyteil der Frauenzeitschriften zum Thema werden ... und finden sie nicht. Aber wir Frauen sind ihnen verzweifelt auf der Spur und wollen uns von ihnen befreien. Um jeden Preis! Das weiß die Industrie. Und erfand eine Geheimwaffe im Kampf gegen die Dellen: das Rollstudio. Nie davon gehört? Es handelt sich um eine Art Folterkammer, von schlanken Assistentinnen in lurexfarbenen Bodies gewartet. Sie merken – ich war auch schon dort. Diese Folterkammern sind fest in weiblicher Hand, weil: siehe oben. Auf einer großen rotierenden Trommel aus Holz sind wie beim Rechenschieber eines Erstkläßlers Holzperle an Holzperle gereiht, aber dicht an dicht und fest miteinander verbunden. Davor eine Bank. Sie ahnen, was kommt: Die Damen lassen ihre Problemzonen von dem rotierenden Perlengestänge rubbeln – und zwar kräftig. Am Po kein Problem, der hält viel aus. Aber die Waden, oder gar die Oberarme (ja, auch dort treten Dellen auf)? Vom Bauch ganz zu schweigen. Das schaffen nur Hartgesottene. Immerhin, man kann seine Fettpolster ja auf diese Weise richtiggehend züchtigen, bestrafen. Auch das hat ja schon einen wohltuenden Effekt – selbst wenn der geliebte Rest von uns auch etwas von der Strafe mitkriegt.

Wer das hinter sich hat, muß ans Band. Haben Sie vielleicht schon mal in der Zeitung gesehen: Schlanke Damen stehen da entspannt und lassen ihre Problemzonen mit dem Schüttelband bearbeiten. Sie lächeln dabei – und da beginnt die Irreführung. Wer nicht fest die Kiefer zusammenpreßt, kriegt garantiert einen Zahnschlagschaden: von sich lösenden Kronen oder abgebissenen Zungenspitzen ganz zu schweigen. Also: Klappe zu und durch. Lächeln können Sie hinterher. Sie fühlen sich wie ein Wäschestück nach dem Waschtag: zweimal durch die Mangel gedreht, aber frisch, gut durchblutet und butterweich. Der Blick auf die Rekordliste erfolgreicher Rollerinnen stimmt zuversichtlich: Jeder Zentimeter wird vermessen und notiert, Umfang für Umfang. Bevorzugt in den Problemzonen. Wer denkt da noch an Kilos? Auf den »shape« kommt es an!

Und von innen? Von innen hilft der Molketrunk nach. Ist es nun der Placebo-Effekt, oder rennen wirklich alle aufs Klo, weil die sagenhafte Entschlackung angefangen hat? Oder will sich der Körper von dem Konzentrat in gelöster Form befreien? Wir wissen es nicht. Darüber gibt es keine Doppelblindstudien. Er schmeckt nur scheußlich – da muß er ja helfen! Und bezahlt ist er auch. Wahrscheinlich ist das ganze Rollenstudio nur ein Absatztrick des Molkenpulverproduzenten. Denn bei all dem Käse, der in Deutschland gemacht wird, haben wir Probleme mit der Molke. Fürs Vieh ist die ja bei den Fleischpreisen wirklich zu schade!

Nach all der Schinderei – und Geld kostet das ja auch, bei dem Ambiente – fragen wir uns natürlich: Muß das sein? Hatten unsere Mütter schon diese Probleme? Natürlich nicht. Ich meine – sie hatten natürlich Cellulitis, zumindest seit den fünfziger Jahren. Ich wette, Marilyn Monroe hatte auch welche. Das bringen Kurven nun mal mit sich. Aber sie wußten alle nicht, daß das unnatürlich, schädlich und unästhetisch ist. Im Gegenteil! Vor allem: Kein Mann wußte es. Während heute – ein Blick, und er weiß Bescheid. Und sagt es vielleicht auch noch. Selber schuld. Wir haben es ja zum Thema gemacht! Wir? Oder die Rollenfirmen, die Produzenten von Massagerollen, Algenextrakten, Luffahandschuhen und Entschackungspillen, von Sloggi long long, Massagestrumpfhosen und Shape-ups?

Frauen, befreit euch! Geht zu Aldi! Da ist die Welt noch in Ordnung. Nur Tees gegen Magenschmerzen, Schlaflosigkeit, Husten und Schnupfen. Nur Pillen mit Knoblauch und Johanniskraut – echt gesund. Denn, mal ehrlich, das sind doch die echten Probleme der Bevölkerung! Gerade war ich noch mal da, um zu überprüfen, ob das Sortiment nicht etwa doch in Richtung Entschlackung eingebrochen ist. Aber alles in Ordnung ... kein Entschlackungstee, kein Diätmolkenpulver, keine Anti-Cellulitis-Creme. Ob das bis zum Frühjahr hält? Wie sagte die schlanke Schöne in der Kassenschlange vor mir zu ihrem Begleiter? »Aldi ist echt der einzige ehrliche Supermarkt, den ich kenne.« Sag ich ja.

10x cool im Sommer

Milchreis mit Beeren oder Obstsalat
4 Becher fettarme Milch 1,5%
Salz
1 Becher Milchreis (trocken)
3-4 EL Zucker
2 Becher Erdbeeren
1 Banane
1 Ananas
2 Kiwi
10 Walnüsse (etwa 25 g)
Zitronensaft
1/2 Becher Multivitaminsaft

Milch mit einer Prise Salz in einem Topf zum Kochen bringen, Reis einrieseln und zugedeckt bei kleiner Hitze etwa 30 min quellen lassen. Gelegentlich umrühren und zuckern. Kalt stellen.

Erdbeeren waschen und putzen. Ananas halbieren. Schopf bzw. Stielansatz abschneiden und Schale mit einem Messer in senkrechten Schnitten abschälen, »Augen« mit der Messerspitze herausschneiden. Ananas quer in Scheiben schneiden, das holzige Innere entfernen, Ringe in Stücke schneiden. Bananen und Kiwis schälen, Kiwis vierteln. Beide Früchte in Scheiben schneiden. Das Obst mit den Nüssen mischen, mit Zitronensaft und Multivitaminsaft begießen, auf dem Reis anrichten.

ⓘ Tip: Sie können auch 3 Becher Fertigmilchreis aus dem Kühlregal nehmen.

Clafoutis mit Quark, Aprikosen und Rosinen

1 TL Butter oder Margarine
3 1/2 EL Mehl
500 g Aprikosen
2 Eier, getrennt
1 EL Zucker
1 Pckg. Speisequark mager
1/2 Pckg. Speisequark mit Sahne
1/2 Becher Rosinen
Salz

Eine runde Auflaufform (20 cm) ausfetten und mit 1 TL Mehl bestäuben. Backofen auf 200 Grad vorheizen.

Aprikosen waschen, halbieren und entkernen. In Spalten schneiden. Eigelbe mit dem Zucker, dem restlichem Mehl, der Milch, dem Quark und den Rosinen verrühren. Eiweiße mit einer Prise Salz steif schlagen und unter die Masse heben. Den Teig in die Auflaufform füllen und mit den Aprikosenspalten belegen. In die untere Schiene des Backofens geben und etwa 30 min backen.

① Tip: Schmeckt auch mit Nektarinen, Pfirsich, Banane, Apfel und Birne.

Mit Parmesan bestreute, gegrillte, marinierte Zucchini

5-6 Zucchini
Salz, Pfeffer
2 EL Olivenöl
1 TL Thymianspitzen
4-5 EL geriebener Parmesan
Balsamessig

Zucchini putzen, waschen und der Länge nach in 1/2 cm dicke Scheiben schneiden. Öl mit Salz, Pfeffer und Thymian mischen, Zucchini damit einpinseln. Etwa 15 min im Backofen von beiden Seiten grillen oder bei 220 Grad goldbraun backen. Nach der Hälfte der Backzeit bzw. nach dem Wenden mit Parmesan bestreuen und weiter backen. Mit Balsamessig beträufeln und lauwarm essen. Dazu paßt frisch getoastetes Weißbrot.

① Tip: Statt Parmesan tut's auch der geriebene Emmentaler von Aldi. Sie können nach Geschmack nach dem Grillen noch etwas zerdrückten Knoblauch und Basilikumblätter darüber verteilen.

Eingelegte Thymianpilze, Lachsschinken und Brot

1 Pckg. Champignons
3 Knoblauchzehen
2 Zwiebeln
1 Zitrone
1 Glas Weißwein
2 TL Olivenöl
Salz, Pfeffer
2 TL Thymianblättchen oder 1 Bd. Thymian
10 Walnüsse (25 g)
1/4 Pckg. Frischkäse natur Doppelrahmstufe
1 Pckg. Speisequark mager
1/2 Pckg. Lachsschinken

Champignons putzen. Knoblauch und Zwiebeln schälen, in Scheiben hobeln. Champignons, Knoblauch und Zwiebeln in 4 Portionen teilen. Die Zitrone auspressen. Den Zitronensaft und ein Stück Zitronenschale mit Wein und Gewürzen aufkochen, eine Portion Gemüse hineingeben, aufkochen, 2 min kochen, dann mit einem Schaumlöffel herausheben und die nächste Portion blanchieren. Dabei wächst der Flüssigkeitsanteil. Am Ende das blanchierte Gemüse zusammen in ein Vorratsglas füllen und mit dem Sud bedecken.

Walnüsse kleinhacken und mit Frischkäse und Quark verrühren, mit Salz und Pfeffer abschmecken. Diese Creme statt Butter aufs Brot (z.B. Leinsamenschnitten) streichen und mit den Pilzen essen.

① Tip: Die Pilze halten im Kühlschrank mindestens 1 Woche – ein magerer Vorrat. Wer den Aufstrich nicht mag, kann statt dessen nur Magerquark aufs Brot streichen und mit Lachsschinken belegen.

Bohnensalat mit Thunfisch, Zwiebeln und Tomaten

500 g frische Bohnen
1 Becher klare Brühe
1 Dose Thunfisch im Wasser
2 Zwiebeln
1 gelbe Paprikaschote
2 Tomaten
Salz, Pfeffer
1 EL Essig, 1 EL Senf
1 EL Olivenöl
1/2 Pckg. Feta

Bohnen waschen, putzen und in mundgerechte Stücke schneiden. In der Brühe etwa 10 min im geschlossenen Topf dünsten. Abgießen und dabei das Kochwasser auffangen. Thunfisch in ein Sieb geben und abtropfen lassen. Zwiebel schälen und fein hacken. Paprikaschote halbieren, Kerne und Trennwände entfernen. Paprikahälften waschen und würfeln. Tomaten waschen, halbieren und Stielansatz entfernen, in Würfel schneiden.

Aus dem aufgefangenen Kochwasser, den Zwiebelstückchen, Pfeffer, Salz, Essig, Senf und Öl eine Marinade herstellen. Die Bohnen mit dem restlichem Gemüse vermischen. Thunfisch und Feta zerbröseln, unterheben und den Salat mit der Marinade übergießen.

Dazu passen Leinsamenschnitten.

Kartoffelsalat mit Wienerle

500 g Kartoffeln
1 Becher klare Brühe
Salz, Pfeffer
1-2 EL Essig, 2 EL Senf
2 EL getr. Schnittlauchröllchen
1 TL Sonnenblumenöl
4 kleine Wienerle (Glas oder Kühltheke)

Kartoffeln in Salzwasser etwa 30 min weich kochen, dann pellen.

Brühe erhitzen, mit Salz, Pfeffer, Essig, Senf, Schnittlauch und Öl eine Marinade rühren. Die heißen Kartoffeln in die Marinade schneiden, abschmecken. Dazu gibt es Wienerle – und Laugenbrezeln (aus der TK-Truhe).

ⓘ Tip: Übriggebliebene Wienerle einfrieren – sonst gehen Sie nachts bei Ihrer nächsten Heißhungerattacke daran.

Hähnchenfilets in Tomatenmarinade
2 TK-Hähnchenbrustfilets gewürzt (etwa 250 g)
2 Party-Gurken
2 Knoblauchzehen
1 Zwiebel
1 Dose geschälte Tomaten
Salz, Pfeffer, 1 Prise Zucker
1 EL Salatmarinade
1 gelbe Paprika
2 EL Petersilie

Hähnchenbrustfilets in einer beschichteten Pfanne ohne Fett in etwa 8 min beidseitig braten. Inzwischen Party-Gurken der Länge nach vierteln und in Würfel schneiden. Knoblauch und Zwiebel schälen, fein hacken.

Tomaten aus der Dose ebenfalls hacken, mit dem Saft, Gurkenwürfeln, Knoblauch- und Zwiebelstückchen zu einer Sauce anrühren, mit Salz, Pfeffer und Petersilie würzen. Paprika waschen, Stiel und Zwischenwände entfernen und die Schote fein würfeln, unter die Sauce ziehen. Die Hälfte der Tomatensauce in eine längliche Auflaufform geben, Hähnchenfilets darauf schichten und mit der restlichen Sauce bedecken. Dazu passen Bauernschnitten.
① Tip: Erhitzen Sie die Sauce und servieren Sie statt Brot Nudeln dazu. Schon haben Sie eine warme Mahlzeit.

Radieschencreme
2 Bund Radieschen
1 Knoblauchzehe
1/2 Pckg. Feta
1/2 Originalbecher Joghurterzeugnis
   »Der Cremige« 3,5%
1 EL Schnittlauch

Radieschen putzen, waschen, halbieren und mit dem Pürierstab fein pürieren. Knoblauch schälen und fein hacken. Feta mit der Gabel zerdrücken. Knoblauch, Feta und Joghurt mit dem Radieschenmus verrühren. Mit Salz und Pfeffer kräftig abschmecken und mit Schnittlauch bestreuen. Dazu paßt Kürbiskernbrot.
① Tip: Diese Creme können Sie auch über 1 gewürfelte Salatgurke geben.

Kalte Gurkensuppe

1 Zwiebel
2 Salatgurken
2 TL Olivenöl
1 Becher klare Brühe
2 EL Kartoffelpüree-Pulver
1/2 Becher Schmand
1/2 Becher Joghurterzeugnis
   »Der Cremige« 3,5% (100 g)
Salz, Pfeffer
2 EL Petersilie

Zwiebel schälen und fein hacken. Gurken schälen, längs halbieren und mit einem Teelöffel entkernen, kleinschneiden. In einem Topf Öl erhitzen und die Zwiebel darin glasig dünsten, Gurkenstücke dazugeben, Brühe angießen, etwa 15 min köcheln lassen, dann pürieren. Püreepulver in die Suppe geben und alles etwa 5 min köcheln lassen, dabei gelegentlich umrühren. Schmand und Joghurt einrühren. Die Suppe mit Salz, Pfeffer und Petersilie abschmecken und kalt stellen. Dazu paßt frisch getoastetes Weißbrot.

Caprese

6 Tomaten
1 Pckg. Mozzarella
2 TL Olivenöl
Salz, Pfeffer
1 Schuß Balsamessig
1 Bund frisches Basilikum

Tomaten waschen, halbieren und Strunkansatz entfernen. In Scheiben schneiden. Mozzarella abtropfen lassen und in Scheiben schneiden. Molke auffangen, mit Öl, Gewürzen und Essig mischen.

Auf zwei Tellern Tomaten- und Mozzarellascheiben dachziegelartig legen. Salzen, pfeffern, mit Öl beträufeln und Basilikumblättchen bestreuen. Dazu passen frische Aufback-Baguette-Brötchen oder Ciabatta.

ⓘ Tip: Sie können auch Weinessig balsammäßig frisieren, indem Sie einen Spritzer Speisewürze und etwas Waldhonig zugeben.

Für den Genießer: AlDiät im Herbst

Diät und Genuß? Keine Sorge, ich treibe mit den Pfunden anderer Leute keine Scherze! Aber wenn es eine wirklich ideale Jahreszeit zum Abnehmen gibt, dann den Herbst: Nie ist das Angebot figurenfreundlicher, sind Genüsse so preiswert und üppig wie gerade jetzt: Gemüse in Hülle und Fülle – vom Mittelmeer bis Kohl, zu den letzten Pfirsichen die neuen Pflaumen, Trauben, Birnen und Äpfel, dazu Kartoffeln und Zwiebeln à la carte. Sogar bei Aldi wird's im Frischeangebot geradezu interessant. Neuerdings habe ich sogar Kartoffeln und Kohl aus der Gegend gefunden. Ob Aldi regionale Produkte entdeckt? Wäre ja zu begrüßen.

Doch zurück zur Diät: Natürlich habe ich auch an eine Kartoffelkur gedacht – fürs Wochenende. Die hat sich einfach bewährt, ist ernährungsphysiologisch vertretbar und preiswert! Ein echter Klassiker. Doch nicht nur die Produkte sind gerade günstig. Auch unsere Psyche ist jetzt so stabil wie nie im Jahr: Der Urlaub liegt gerade hinter uns, Weihnachten noch weit in der Zukunft, und unser Körper ist gerade in Bestverfassung. Setzen Sie noch eins drauf – jetzt oder nie haben Sie die seelische Stärke, sich von Ihren restlichen Polstern zu lösen. Sportlich sind Sie noch auf spätsommerlicher Nachurlaubshöhe – da gibt's keine Anlaufschwierigkeiten.

Warnen möchte ich Sie allerdings vor den Dia-Abenden bei Chips und Erdnüssen, vor Einladungen zu kulinarischen Nachurlaubsfeten und vor Käsefondue. Gelingt es Ihnen, den Schwerpunkt für den Dia-Abend – je nach Urlaubsland – auf Grissini, chinesisches Reisgebäck und Popcorn zu legen, die Einladung eines Japanurlaubers zu ergattern und das Fondue zu Fondue chinoise zu entschärfen, dann steht dem Event nichts im Wege – nicht mal eine Diät. Und der Neue Süße oder Primeur? Na ja – wenn Sie nur 1 Glas trinken, geht das in Ordnung: Die Anregung der Verdauung macht die Kalorien wett. Aber seien Sie auf der Hut: Auch Neuer Süßer enthemmt – das ist nur eine Frage der Dosis.

Aber, um positiv zu enden: Der Herbst bietet natürlich auch jede Menge körperliche Aktivität im Incentive-, sprich Erlebnisbereich. Zur Weinlese an die Mosel? Zur Kartoffelernte in die Altmark? Kohlstechen im Dithmarschen? Oder selber so für den Hausbedarf zum Sammler, wenn schon nicht Jäger werden? Nachlese auf Stoppelfeldern und Kartoffeläckern. Oder ernten Sie in freier Natur: Eßkastanien, Hagebutten, Nüsse, Vogelbeeren und Bucheckern entlasten die Haushaltskasse und halten fit. Aber Vorsicht, daß Sie nicht zum Mundräuber werden: Nicht jeder Baum ist herrenlos.

Was hat Aldi außer Heimtrainer auf dem Gebiet körperlicher Fitneß im Angebot? Nun – hier existiert eine echte Lücke. Allenfalls Gartenarbeit und Heimwerkerei fällt mir hier ein. Aber auch da geht der Trend leider zur Bequemlichkeit: Laubhäcksler, Stichsäge, Laubsauger – wo bleibt die körperliche Aktivität? Ich konstatiere: Aldi ist eine echte Oase der Fitneßfeindlichkeit. Abgesehen natürlich von Skiunterwäsche und Sporthemden.

> **Rezepte für je 2 Personen**
> **Maßeinheit: 200-g-Sahne-Becher**
> **Wichtig: Kein zusätzliches Fett beim Kochen verwenden!**

Die Kartoffel-Crash-Kur

Für ein Wochenende (Sa/So) kaufen Sie am Freitagnachmittag ein:

Gemüse

ca. 2,5 kg Kartoffeln, 1 Pckg. Pfifferlinge, 300 g Rosenkohl, 1 Sellerieknolle, 2 Zwiebeln, 1250 g Bohnen, 2 Karotten, frische Petersilie, 500 g Äpfel, 500 g Trauben

Brot/Backwaren

gemischte Brötchen (4 Sorten)

Dauerwaren

getrocknete Mischpilze

Milchprodukte

1 Kräuterquark, 1 Pckg. holländischer Maasdamer, 1 Becher Sauerrahm, Kondensmilch 7,5%

Fleisch/Wurst

Lammsteaks (TK), 1 Pckg. Hinterschinken-Gourmet

Sonstiges
Öl, Salz, Pfeffer, Weißwein, Meerettich, Multivitaminsaft, Saucenbinder

Samstag
Morgens:
2 Vollkornbrötchen, je eine Hälfte herzhaft mit einer Scheibe Maasdamer belegen, die andere Hälfte süß mit je 1 TL Sauerrahm und halbierten Trauben belegen. 2 Gläser Multivitaminsaft und 1 Apfel in Scheiben gehören dazu.
Mittags:

Kartoffelsuppe mit Rosenkohl
600 g Kartoffeln, 1/2 Sellerieknolle waschen, schälen, kleinschneiden, Rosenkohl putzen, von einigen die Blätter einzeln abmachen und beiseite legen. 1 Zwiebel schälen und klein würfeln. Die Zwiebel in 1 TL Öl andünsten, Kartoffeln und Sellerie zugeben und mitdünsten, mit 1/2 l Fleischbrühe und 1/4 l Weißwein ablöschen. Ca. 10 min köcheln lassen. Rosenkohl zugeben und weitere 10 min garen lassen. Mit Salz, Pfeffer und 1 EL Sauerrahm abschmecken. Mit dem Pürierstab pürieren.

Schinken ohne Fettrand in feine Streifen schneiden. Vor dem Servieren Rosenkohlblätter und Schinkenstreifen über die Suppe streuen.
Abends:
Pellkartoffeln mit sahnigen Pfifferlingen
Eine Handvoll getrocknete Pilze einweichen. 500 g Kartoffeln mit Schale gar kochen. Zwiebel fein würfeln, in 1 TL Öl andünsten, die eingeweichten, ausgedrückten Pilze zugeben. Geputzte Pfifferlinge zugeben, kurz mitdünsten mit 1 Becher Gemüsebrühe und 1/2 Becher Weißwein ablöschen. Ca. 10 min köcheln lassen. Evtl. mit Saucenbinder abbinden. Mit 2 EL Kondensmilch 7,5%, Salz, Pfeffer abrunden. Mit frischer gehackter Petersilie bestreuen.

Sonntag
Morgens wie Samstag
Mittags:

Kartoffel-Bohnen-Gratin mit Lammsteaks
Für das Gratin 400 g Kartoffeln schälen, waschen und in dünne Scheiben hobeln, Bohnen putzen, in Stücke brechen. Eine Auflaufform mit wenig kaltem Wasser füllen (nur der

Boden sollte gerade eben bedeckt sein). Kartoffeln und Bohnen einschichten, salzen, pfeffern. 1 Becher Gemüsebrühe mit 2 EL Sauerrahm, 1 EL Kondensmilch, Salz, Pfeffer, Petersilie, einer gehackten Knoblauchzehe und 1-2 Scheiben kleingeschnittenem Maasdamer mischen, auf den Kartoffeln und Bohnen verteilen. Im Backofen bei 180 Grad ca. 45 min backen. (Schneller geht's mit Fix-Produkt für Brokkoli-Gratin, nach Anleitung zubereiten). 2 Lammsteaks abspülen, in 1 TL Öl von beiden Seiten braten.

① Tip: Sie können die Steaks auch auftauen lassen, würfeln und unter das Gratin mischen.

Abends:
Ofenkartoffeln
600 g Kartoffeln waschen, schälen und in schmale Spalten schneiden. Mit 1 EL Öl, Bratkartoffelgewürzsalz und Pfeffer gut mischen. Auf einem Blech im Backofen ca. 25 min bei 180 Grad backen. Dazu ein Salat aus frischem geraspelten Sellerie und Karotten; mit 2 TL geriebenem Meerettich, 1 TL Öl, 2 EL Essig, Salz und Pfeffer vermischen.

10x hot im Herbst

Haselnußrisotto mit Rosenkohl
1 kg Rosenkohl
4 Becher Gemüsebrühe
1 Zwiebel
1 kleine Knoblauchzehe
2 TL Butter
3/4 Becher Langkornreis
1 EL Sultaninen
Koriander, Salz
2 EL Haselnüsse
1 EL Schmand (24% Fett)
Muskatnuß

Rosenkohl putzen, waschen und die Stielansätze kreuzweise einritzen. 2 Becher Gemüsebrühe zum Kochen bringen. Rosenkohl darin etwa 20 min bißfest garen. Inzwischen Zwiebel und Knoblauch abziehen. Die Zwiebel würfeln und den Knoblauch pressen, beides in Butter glasig dünsten, den Reis, die Sultaninen und die restliche Gemüsebrühe dazugeben. Mit Salz und Koriander würzen. Zugedeckt etwa 20 min ausquellen lassen.

Die Haselnüsse grob hacken. Ohne Fett in einer Pfanne rösten, bis sie anfangen zu duften, und zum Risotto geben.

Rosenkohl abgießen (die Hälfte des Rosenkohls abnehmen, beiseite stellen und für einen Salat (s. S. 86) abkühlen lassen) und den Gemüsesud auffangen. 1/2 Becher des Gemüsewassers in einen Topf geben, erhitzen (nicht kochen) und den Schmand einrühren. Mit Muskat würzen.

Risotto mit Rosenkohl und der Sauce auf zwei Tellern anrichten.

① Tip: Schmeckt natürlich auch mit Walnüssen.

Bandnudeln mit Lauch-Thunfischsauce
1 Pckg. Bandnudeln (250 g)
1 Zwiebel
1 Stange Lauch
2 TL Olivenöl
1 Dose Thunfisch im eigenen Saft
2-3 EL Schmand, 24% Fett
Salz, Pfeffer, Thymian
evtl. 1 TL Mehl

Bandnudeln in Salzwasser bißfest garen.

Inzwischen die Zwiebel abziehen, halbieren und in feine Ringe schneiden. Lauch putzen, gründlich waschen und ebenfalls in feine Ringe schneiden. Das Olivenöl in einem Topf erhitzen. Zwiebel und den Lauch darin andünsten. Den Thunfisch abtropfen lassen und zum Gemüse geben. Schmand dazugeben und mit Wasser auffüllen, bis eine saucige Konsistenz erreicht ist. Evtl. mit etwas angerührtem Mehl binden.

Die Sauce mit Salz, Pfeffer und Thymian würzen. Die Bandnudeln abgießen und mit der Sauce servieren.

Spaghetti mit Auberginen-Ragout

2 Hähnchenbrustfilets (etwa 200 g)
1 Zwiebel
1 kleine Aubergine
3-4 TL Olivenöl
1 Dose Tomaten
Salz, Pfeffer, Paprikapulver
2 TL Tomatenketchup
250 g Spaghetti
Salz, Pfeffer
4 EL Tsatsiki-Quark

Hähnchenbrustfilets 15 min antauen lassen und in Würfel schneiden. Die Zwiebel abziehen. Aubergine putzen und waschen. Beides in Würfel schneiden. Olivenöl in einer Pfanne erhitzen. Hähnchenbrustfilets rundum an-braten. Zwiebel und Aubergine dazugeben und kräftig mitbraten. Tomaten mit Saft zufügen. Tomaten grob zerkleinern und etwa 15 min bei mittlerer Hitze mitschmoren lassen, eventuell noch etwas Wasser angießen.

Das Auberginen-Ragout mit Salz, Pfeffer, Paprikapulver und Ketchup würzen. Spaghetti in Salzwasser »al dente« garen und abgießen.

Spaghetti mit Auberginen-Ragout auf zwei Tellern anrichten. Mit Tsatsiki-Quark servieren.

ⓘ Tip: Bei diesem Rezept ist der »knofelige« Dip das Tüpfelchen auf dem »i«. Wer gerne mehr davon hätte, aber die Fettpunkte des Tsatsiki-Quarks scheut (10 Fettpunkte auf 5 EL), kann einen Knobi-Dip ganz schnell selber machen: 150 g Naturjoghurt, 1,5% Fett (2,3 Fettpunkte), glattrühren. Eine Knoblauchzehe (für Knofelfans auch zwei) abziehen, pressen und zum Joghurt geben. Mit Salz und Pfeffer herzhaft abschmecken.

Wirsing-Linsen-Curry mit Schinken
1 Zwiebel
1/2 Kopf Wirsing (etwa 400 g ungeputzt)
1/2 Dose Linsen mit Suppengrün (530 g Abtropfgewicht)
4 EL gewürfelter Katenschinken
2 TL Sonnenblumenöl
1 Becher Gemüsebrühe
2 EL Schmand
Salz, Pfeffer, Curry

Die Zwiebel abziehen und in Würfel schneiden. Wirsing putzen, halbieren und den Strunk entfernen. Wirsingviertel quer in Streifen schneiden und gründlich waschen. Linsen abtropfen lassen.

Sonnenblumenöl in einer hohen Pfanne erhitzen und die Zwiebel mit dem Katenschinken darin andünsten. Wirsing tropfnaß dazugeben und etwa 20 min bei mittlerer Hitze schmoren. Gemüsebrühe angießen. 5 min vor Ende der Garzeit Linsen zufügen und kurz mitschmoren. Gemüse mit Schmand verfeinern. Mit Salz, Pfeffer und Curry herzhaft würzen. Dazu paßt Kartoffelpüree oder AOK-Vollkornbrot.

① Tip: Einen feinen, fruchtigen Geschmack bekommt das Curry, wenn es statt mit Gemüsebrühe mit naturtrübem Apfelsaft angegossen wird.

① Tip: Bereiten Sie gleich den ganzen Wirsing mit der ganzen Dose Linsen zu, und frieren Sie das Wirsing-Linsen-Curry portionsweise ein.

Schmorgurken-Hackfleischtopf mit Kartoffelpüree

200 g Hackfleisch halb und halb (TK)
1 Schlangengurke
1/2 Becher Gemüsebrühe
1 TL Senf
Salz, Pfeffer
1/4 l Wasser
1/8 l Milch, 1,5% Fett
1/2 Beutel Kartoffelpüreepulver

Hackfleisch auftauen lassen, dann in einer beschichteten Pfanne ohne Fett anbraten. Dabei mit einem Schneebesen umrühren, damit das Hackfleisch »bröselig« wird. Brät sehr viel Fett heraus, schöpfen Sie es mit einem Löffel ab. Schlangengurke schälen, halbieren und in Scheiben schneiden. Zum Hackfleisch geben. Gemüsebrühe angießen und alles etwa 10 min schmoren lassen. Mit Senf, Salz und Pfeffer herzhaft würzen. Das Wasser mit der Milch mischen.

Kartoffelpüreepulver nach Packungsanleitung in das vorbereitete Wasser-Milch-Gemisch einrühren, 1 min quellen lassen und nochmals durchrühren, zum Schmorgurken-Hackfleischtopf servieren.

Joghurtküchlein mit Obstsalat

2 Eier, getrennt
1 EL Zucker
1/2 Becher Mineralwasser mit Kohlensäure
1 Becher milder, fettarmer Joghurt, 1,5% Fett
1 1/4 Becher Weizenmehl Type 405
1 reife, saftige Birne
150 g blaue Weintrauben
1 Banane
1 Prise Salz
1 EL Sonnenblumenöl
Zimtzucker

Das Eigelb in einer Schüssel mit Zucker schaumig schlagen. Zuerst Mineralwasser und Joghurt einrühren, dann das Mehl dazugeben und gründlich verrühren. Einige Minuten quellen lassen.

Birne und Weintrauben waschen. Die Birne vierteln, Kerngehäuse entfernen und in Stücke schneiden. Weintrauben halbieren. Banane schälen und in Scheiben schneiden. Alles vermischen.

Eiweiß mit einer Prise Salz steif schlagen und unter den Teig heben.

Wenig Sonnenblumenöl in einer beschichteten Pfanne erhitzen. Kleine Küchlein von beiden Seiten knusprig braun backen, mit Zimt und Zucker bestreuen und mit Obstsalat servieren.

① Tip: 1 EL Sonnenblumenöl reicht zum Backen der Küchlein, wenn man das Öl mit einem Backpinsel in der Pfanne verstreicht. Aber Achtung: Verwenden Sie keinen mit Plastikborsten (die schmelzen dahin), sondern nur einen mit Naturborsten.

Apfelgrütze mit Zimtsauce

3 mittelgroße säuerliche Äpfel (z. B. Braeburn)
2 EL trockener Weißwein (z. B. Pinot Grigio)
1/2 Becher naturtrüber Apfelsaft
1 EL Zitronensaft
2 gehäufte EL Sultaninen
3 gestrichene TL Speisestärke

Äpfel schälen, vierteln und Kerngehäuse entfernen. Apfelviertel in dicke Spalten und diese quer jeweils in drei Stücke schneiden.

Weißwein, Apfel- und Zitronensaft und Apfelspalten in einen Topf geben. Aufkochen und zugedeckt bei milder Hitze etwa 10 min eben weich dünsten. Apfelspalten herausnehmen. Verbliebene Flüssigkeit abmessen und mit Apfelsaft auf 250 ml auffüllen. Wieder in den Topf geben und aufkochen. Speisestärke mit etwas kaltem Wasser anrühren, den Saft damit binden. Sultaninen dazugeben. Apfelspalten in den Topf zurückgeben und alles vorsichtig mit dem Saft vermischen. Zu den Joghurtküchlein statt Obstsalat servieren.

① Tip: Schmeckt auch solo super – als Nachtisch.

Bunte Erbsensuppe

2 TK-Hühnerbrustfilets (ca. 200 g)
1 Zwiebel
1 rote Paprikaschote
1 Dose sehr feine Erbsen (280 g Abtropfgewicht)
1/2 Dose Mais
2 TL Sonnenblumenöl
Salz, Pfeffer, Curry
2-3 EL Schmand

Drei Becher leicht gesalzenes Wasser aufkochen. Die Hühnerbrustfilets unaufgetaut hineingeben und etwa 15 min garen. Herausnehmen, abtropfen lassen. Brühe beiseite stellen. Hühnerbrust etwas abkühlen lassen und in Streifen schneiden.

Zwiebel abziehen und würfeln. Paprika waschen, vierteln, Kerne und Trennwände entfernen. Das Fruchtfleisch in kleine Würfel schneiden. Erbsen und Mais abtropfen lassen.

Sonnenblumenöl in einem Topf erhitzen und die Zwiebel darin andünsten. Erbsen und die Hühnerbrühe zugeben, aufkochen und mit dem Pürierstab pürieren. Mit Salz, Pfeffer und Curry würzen. Hühnerbruststreifen, Paprikawürfel und Mais in die Suppe geben und 5 min mitköcheln lassen. Mit Schmand abschmecken. Dazu paßt Baguette.

① Tip: Wem das Garen der Hühnerbrustfilets zu lange dauert, der kann die Hühnerbrust durch Putenbrust (aus dem Kühlregal) ersetzen. Dann die Suppe statt mit Hühnerbrühe mit Gemüsebrühe garen. Putenbrust in Streifen schneiden und in die Suppe geben.

Sauerkraut Szegediner Art mit Wienerle und Kartoffelpüree

1 Zwiebel
1 grüne Paprikaschote
2 TL Sonnenblumenöl
1 Dose geschälte Tomaten
3 locker gefüllte Becher Sauerkraut
1 EL Tomatenmark
1 TL Paprikapulver
Salz, Pfeffer
1/2 TL Kümmel
1 Lorbeerblatt
1/2 Beutel Kartoffelpüree-Pulver

1/4 l Wasser
1/8 l Milch, 1,5% Fett
2 Wienerle
2 EL Schmand, 24% Fett

Zwiebel abziehen und würfeln. Paprikaschote vierteln, Kerne und Trennhäute entfernen. Fruchtfleisch waschen und quer in Streifen schneiden.

Sonnenblumenöl in einem Topf erhitzen. Zwiebel darin goldgelb braten. Paprika dazugeben und kurz mitbraten. Tomaten mit Saft zugeben und grob im Topf zerkleinern. Sauerkraut, Tomatenmark und die Gewürze zufügen und alles etwa 20 min schmoren lassen. Das Wasser mit der Milch mischen.

Kartoffelpüree-Pulver nach Packungsanleitung in das vorbereitete Wasser-Milch-Gemisch einrühren, 1 min quellen lassen und nochmals durchrühren. Wienerle 10 Minuten vor Ende der Garzeit in das Sauerkraut geben und heiß werden lassen.

Vor dem Servieren den Schmand unterziehen.

ⓘ Tip: Das restliche Sauerkraut bei großem Hunger mal zwischendurch essen. Oder aufs Brot unter einer Scheibe magerem Aufschnitt wie Lachsschinken oder Kasseler legen.

Schnelle Kasselerpfanne
1 Zwiebel
2-3 große Kartoffeln
200 g Delikateß-Kasseler-Braten
2 TL Sonnenblumenöl
knapp 1/2 Beutel Kaisergemüse
1/2 Becher Gemüsebrühe
Salz, Pfeffer

Zwiebel abziehen, Kartoffeln schälen und waschen. Beides mit dem Kasseler in Würfel schneiden.

Sonnenblumenöl in einer hohen Pfanne erhitzen. Zuerst die Zwiebelwürfel andünsten. Dann die Kartoffeln dazugeben und ca. 5 min leicht anbraten. Kaisergemüse und Gemüsebrühe hinzufügen und 10-15 min bei mittlerer Hitze dünsten. 5 min vor Ende der Garzeit die Kasselerwürfel zugeben, heiß werden lassen. Mit Salz und Pfeffer abschmecken.

Kabeljau im Zwiebelbett

2-3 Stücke Kabeljaufilet (TK) (etwa 400 g)
Saft 1/2 Zitrone
2 mittelgroße Zwiebeln (etwa 200 g)
2 mittelgroße Möhren (etwa 100 g)
3 TL Sonnenblumenöl
1/2 Becher Gemüsebrühe
2 EL trockener Weißwein (z. B. Pinot Grigio)
Salz, Pfeffer
1 TL Sonnenblumenöl
3/4 Becher Parboiled Reis (120 g)
1 1/2 Becher Gemüsebrühe
1 TL Petersilie

Kabeljaufilets dem Tiefkühlbeutel entnehmen. Kurz kalt abspülen, mit Zitronensaft einreiben, salzen und pfeffern. Zwiebeln abziehen, halbieren und in feine Ringe schneiden. Möhren putzen, schälen und in Scheiben schneiden.

Sonnenblumenöl in einem Topf erhitzen. Zwiebeln darin glasig dünsten, Möhren dazugeben und etwa 5 min mitdünsten. Weißwein und Gemüsebrühe angießen. Mit Salz und Pfeffer würzen.

Backofen auf 200 Grad vorheizen.

Zwiebelgemüse in eine Auflaufform füllen. Die Kabeljaufilets hineinsetzen. Im Backofen 20-30 min garen (je nach Dicke der Fischfilets).

Inzwischen Sonnenblumenöl in einem Topf erhitzen. Reis dazugeben und rundum anbraten. Mit Gemüsebrühe ablöschen, mit Salz würzen. Etwa 20 min ausquellen lassen. Petersilie untermischen.

Kabeljau mit Zwiebelgemüse und Reis servieren.

① Tip: Statt der Zwiebeln können Sie auch 1 Stange Lauch, in Ringe geschnitten, verwenden.

Dame ohne Unterleib

12.

Irgendwie fehlen mir immer Unterteile: Hosen, Röcke – da gibt mein Kleiderschrank nichts her. In Oberteilen schwimme ich dagegen förmlich: Tops, Blüschen, Rollis, Jacken in allen Varianten. Das ist noch schlimmer geworden, seit ich fürs Fernsehen arbeite. Da stehe ich hinterm Küchenblock, weil ich ja über Essen und Trinken rede und auch mal was Küchentechnisches zeigen soll. Ich agiere da sozusagen als Dame ohne Unterleib. Nur am Freitag, wenn es am Ende der Sendung zum Kaffeetrinken geht, brauch ich was Passendes für untenrum. Und im richtigen Leben natürlich auch.

Also, mit Kostümchen ist es ganz schrecklich, wenn's oben paßt, kneift es untenrum. Und wenn es unten sitzt, schwimme ich oben. Manchmal gelingt es mir, heimlich zu tauschen: oben 36, unten 38. Aber das ist jetzt nicht das Thema. Nein, es geht um den Hosenkauf. Denn damit habe ich echte Probleme. Ich bin ja bereit, richtig Geld für eine gut sitzende Hose auszugeben. Ich ziehe mit dem festen Vorsatz los, mir mindestens eine Hose zu gönnen – und komme jedesmal mit einem Oberteil mehr nach Hause. Professor Pudel hat das Problem längst messerscharf erkannt. Seiner Meinung nach ging das Theater mit den Diäten los, als die Hosenmode für Frauen aufkam. Weil, so im Dirndl oder Kostümchen oder Rock sehen wir ja immer ganz knackig aus – schmale Taille und so. Doch im Beckenbereich brauchen wir ja immer noch die Weite – für die Babys. Ganz physiologisch also, solider Unterbau. Aber die Hose läßt einfach keine Illusionen zu. Sie entlarvt jedes Pfund zuviel!

Mal ganz abgesehen davon, daß ich mich zum Hosenkauf echt überwinden muß. Denn das nagt unglaublich an meinem Selbstbewußtsein. Nicht nur, daß ich mir aus sämtlichen illuminierten Kaufhausspiegeln übermüdet, mit umränderten Augen und schlecht frisiert entgegensehe. Nein, ich muß mich nicht nur von vorne, sondern auch von hinten in Rundumspiegeln kritisch mit meinem Hosenpo auseinandersetzen! Und das in mehreren Akten. Zunächst ist weit und breit keine Verkäuferin zu sehen. Dann endlich eine, die meine Wünsche mit leichtem Schnauben entgegennimmt und deren abschätziger Blick auf mein Untergestell meine Laune auf den Nullpunkt sinken läßt. Sie hat natürlich einen fitneßgestählten Körper, Größe 34, und ist einfach wie geschaffen für Hosen. Weiß sie auch. Sie gibt mir ein paar mit, vollkommen desinteressiert. Wahrscheinlich weiß sie, was kommt. Sicher findet sie auch, ich sollte keine Hosen tragen. Aber was mach ich ohne Hosen mit meinem Radel in Freiburg? Mein »Jetzt-erst-recht«-Gefühl überkommt mich. Ich wandere also in meine rundum verspiegelte Kabine. Bloß nicht so genau hinschauen. Ich schäle mich aus meiner Garderobe. Schuhe ausziehen. Hose anprobieren. O Gott, ich kriege den Reißverschluß kaum zu! Ein Blick reicht. Ich sehe aus wie ein Würstchen in der Pelle. Ich schlucke und fühle mich furchtbar fett. Nur raus aus dem Ding. Am liebsten möchte ich gehen. Aber es hilft nichts – ich kämpfe mich weiter durch den Stapel. Die nächste Hose schlägt über dem Hintern Falten. Frau Micuccis Spruch fällt mir ein: »Das sieht aus wie bei alten Frauen.« Tatsächlich. Sie hat recht. Die nächste Hose paßt am Po, hat aber keine Taille. Sieht auch irgendwie doof aus. Und wie ist es mit Stretch? Also, raus aus der Fremdhose, rein in die eigene Hose, Schuhe anziehen und wieder los zu den Ständern. Mit neuer Beute beladen zurück. Raus aus der Hose ... mein Handy klingelt. Mitten in der Umkleidekabine. Meine Verabredung! Kann doch nicht wahr sein, daß ich schon zwei geschlagene Stunden an diesem traurigen Spiegelort verbringe! Und ich habe immer noch keine Hose! Erleichtert ziehe ich mich hastig an – der Kelch ist noch mal an mir vorübergegangen. Ich komme eben einfach nicht zum Hosenkauf. Aber ich fühle mich schrecklich: dick, unförmig, total unproportioniert. Außerdem bin ich nach all dem An- und Ausgeziehe ganz erledigt. Der Blick der Verkäuferin gibt mir den Rest. Ich fliehe. Die Verabredung ist eh geplatzt. Und außerdem ist mir jetzt sowieso alles egal. Hosen kaufen? I wo, aber ich brauch noch Milch. Also ab zu Aldi. Ich atme auf. Keine Spiegel, keine dünnen Verkäuferinnen, statt dessen Baumkuchenspitzen in Halbbitter! Mir ist alles egal – ich reiß die Packung auf und probier schon mal. Es geht mir besser. Doch was sehe ich? Die Non-Food-Produkte für den Mittwoch sind schon in den Krabbelkörben! Stretchhosen für Damen! In allen Größen. Und keine Umkleidekabine! Ich hechte in die Diskussionsrunde um den Korb. Wir halten uns die Hosen an. Reden über das Po-Problem. Und die schlanke Taille. Wir sind uns einig. Es geht mir gut – ich bin nicht allein mit meiner Figur. Wir sind in der Mehrzahl! Wir sind nämlich ganz normal! Das baut echt auf. Ich lasse die anderen von meinen Baumkuchenspitzen kosten. Und dann packen wir ein. Jede eine Stretchhose für 29,90 DM. Aber was sehe ich denn da? Ist es möglich? Einen entzückenden Kaschmirpulli in kobaltblau. Für schlappe 49,90! Die Farbe fehlt mir noch. Die kommt im Fernsehen sicher supergut raus und paßt außerdem ideal zu meinen Ohrklipsen aus Venedig. Meine Stimmung steigt. Ich werde in dem Teil einfach hervorragend aussehen! Die Hose kommt in den Krabbelkorb. Der Kaschmirpulli muß es sein! Ach ja, die Milch noch. Und die Fleischwurst, den Gouda und den Buttertoast für die lieben Kleinen. Aber jetzt ab nach Hause. Da kann ich den Pulli gleich anprobieren. Und eine Hose ... Ach, das hat ja Zeit. Wo mein Ganzkörperauftritt im Fernsehen doch diese Woche ins Wasser fällt ...

10x cool im Herbst

Pikanter Rosenkohlsalat mit Emmentaler und Lachsschinken
50 g Lachsschinken (= 6 Scheiben)
3 TL Sonnenblumenöl
2 EL Wasser
400 g gegarter Rosenkohl
(siehe Haselnußrisotto mit Rosenkohl)
50 g Emmentaler Käse, 45% Fett i. Tr.
2 EL Essig
Salz, Pfeffer
1 TL Senf

Lachsschinken längs halbieren und quer in feine Streifen schneiden. 1 TL Sonnenblumenöl in einer Pfanne erhitzen und den Lachsschinken darin dünsten. Herausnehmen und beiseite stellen. Pfanne mit Wasser ablöschen. Den Rosenkohl wie auf Seite 74 beschrieben zubereiten. In der Zwischenzeit den Emmentaler in Würfel schneiden. Essig, Pfannenwasser, Salz, Pfeffer und Senf zu einer Vinaigrette verrühren. Das restliche Öl unterrühren. Rosenkohl, Emmentaler und Lachsschinken dazugeben, mischen und ziehen lassen.

Dazu paßt Sesambrot.

Kidney-Bohnen-Paste mit Thunfischstückchen
1 Zwiebel
1 große Knoblauchzehe
1 Dose Kidney-Bohnen (250 g Abtropfgewicht)
2 EL Olivenöl
1 Dose Thunfisch im eigenen Saft
1 Tomate
1 EL Tomatenmark
Salz, Pfeffer, Paprikapulver
Kräuter der Provence

Zwiebel abziehen und fein würfeln. Knoblauch abziehen und pressen. Die Kidneybohnen in ein Sieb geben, abgießen und mit kaltem Wasser abspülen. Olivenöl in einem Topf erhitzen. Zwiebel und Knoblauch darin glasig dünsten. Bohnen hinzufügen und kurz mitdünsten. 1/2 Becher Wasser dazugeben und mit dem Pürierstab pürieren. Kurz aufkochen lassen. Bohnenpüree abkühlen lassen.

Thunfisch abgießen und in kleinen Stückchen zum Püree geben. Die Tomate waschen, Stielansatz entfernen, würfeln und unterrühren. Bohnenpüree mit Tomatenmark, Salz, Pfeffer, Paprika und Kräutern der Provence herzhaft abschmecken.

Lauwarm oder kalt zu knusprigem Aufbackbaguette oder Vollkornbrot servieren.

① Tip: Bohnenpaste vor dem Servieren etwa eine Stunde im Kühlschrank durchziehen lassen. Dann schmeckt sie am besten. Eignet sich übrigens auch hervorragend als Pfannkuchenfüllung.

Multivitamin-Schichtquark
3/4 Becher zarte Haferflocken (50 g)
1 Pckg. Magerquark
1/2 Becher fettarme Milch, 1,5% Fett
1 Päckchen Vanillinzucker
1 große Banane
1/4 Becher Multivitaminsaft (50 ml)
1 Orange

Haferflocken unter Rühren trocken in einer Pfanne rösten, bis sie anfangen zu duften. Sofort herausnehmen. Quark mit Milch und Vanillezucker glattrühren. Banane schälen, in große Stücke schneiden und mit dem Multivitaminsaft pürieren. Von der Orange oben und unten den Deckel abschneiden und bis aufs Fruchtfleisch schälen. Filets aus den Trennwänden herausschneiden. Dabei über dem Bananenpüree arbeiten, so daß der Saft aufgefangen wird. Orangenfilets in das Bananenpüree geben.

In zwei hohe Glasschälchen zuerst die Haferflocken, dann den Vanillequark und zuletzt das Bananenpüree schichten.

① Tip: Der Schichtquark ist sehr fettarm. Gehaltvoller wird es mit Speisequark 20% Fett. Bleiben Sie bei der mageren Version, haben Sie Punkte gut für 1 Croissant oder 1 Stück Rührkuchen!

Nudelsalat mit Tomatendressing

2 Becher Spiralnudeln (150 g)
Salz
100 g Champignons
3 Party-Gurken
1 gelbe Paprikaschote
2 Scheiben Gourmet-Metzger-Hinterschinken
1/2 Dose geschälte Tomaten
2 TL Sonnenblumenöl
3 EL Essig
Pfeffer, 1/2 TL Paprikapulver
1 TL Tomatenketchup
1/4 TL Senf

Nudeln in kochendem Salzwasser 10-12 min bißfest kochen, abtropfen lassen und mit kaltem Wasser abschrecken.

Champignons putzen, evtl. waschen und zusammen mit den Gurken in feine Scheiben schneiden. Paprika vierteln, Kerne und Trennwände entfernen. Das Fruchtfleisch waschen und quer in Streifen schneiden. Schinken würfeln.

Tomaten mit Saft pürieren. Sonnenblumenöl unterschlagen und alle Gewürze dazugeben, mit Gurkenmarinade abschmecken. Nudeln, Champignons, Gurken und Schinken mit dem Dressing mischen und mindestens eine halbe Stunde durchziehen lassen. Noch einmal abschmecken.

Schlemmerschnitten

3 Scheiben Vollkornbort »Unser Kerniges«
2 EL Tomatenmark
2 Scheiben Gourmet-Metzger-Hinterschinken
2 große Tomaten
Salz, Pfeffer
4 Party-Gurken
1/2 Zwiebel
2 EL Mais
2/3 Becher geriebener Emmentaler, 45% Fett i. Tr.

Backofen auf 200 Grad vorheizen. Vollkornbrot mit Tomatenmark bestreichen und mit Schinken belegen. Tomaten waschen, Stielansatz herausschneiden und Fruchtfleisch in Scheiben schneiden. Auf den Schnitten verteilen und mit Salz und Pfeffer würzen. Gurken längs halbieren und ebenfalls auf die Schnitten legen.

Zwiebel abziehen, fein würfeln. Schnitten mit Zwiebelwürfeln und Mais bestreuen. Emmentaler auf den Schnitten verteilen.

Schlemmerschnitten im Backofen etwa 10-15 min überbacken.

Fruchtiger Chicorée-Cocktail
2-3 Kolben Chicorée
2 Orangen
150 g rote Weintrauben
1 Dose Krabben aus dem Kühlregal
200 g probiotischer Joghurt »Biotic«, 3,5% Fett
2 EL Salatcreme
2 EL trockener Weißwein (z. B. Pinot Grigio)
Salz, Pfeffer, Prise Zucker
1 TL Petersilie

Chicorée abreiben, die äußeren Blätter entfernen. Kolben halbieren, den keilförmigen Strunk herausschneiden und die Hälften in feine Streifen schneiden (die zarten Spitzen dürfen ruhig länger bleiben). Chicorée in eine Schüssel geben.

Von den Orangen oben und unten den Deckel abschneiden und bis aufs Fruchtfleisch schälen. Filets aus den Trennwänden herausschneiden. Dabei eine Orange über dem Chicorée filetieren und den Saft darüber tropfen lassen, vermischen. Zweite Orange über einer anderen Schale filetieren und den Orangensaft für das Dressing auffangen. Rest der Orange kräftig über dieser Schüssel ausdrücken. Weintrauben waschen, halbieren, Kerne entfernen. Krabben in ein Sieb geben, mit kaltem Wasser abspülen, abtropfen lassen. Orangensaft mit Joghurt, Salatcreme und Weißwein glattrühren. Dressing mit Salz, wenig Pfeffer und einer Prise Zucker herzhaft abschmecken. Auf zwei Tellern Chicorée-Cocktail anrichten, Dressing darauf verteilen und mit Petersilie garnieren.

① Tip: Der Cocktail ist so fettarm, daß Sie zusätzlich noch 6 gehackte Walnüsse darüberstreuen können.

Gemüsesalat mit Kartoffel und Ei
2 mittelgroße Kartoffeln
1 Tomate
1 Dose Mexikanische Gemüseplatte
2 Eier
1 EL Essig
1 EL Olivenöl
2 EL Tomatenketchup
2 EL Salatkräuter
Salz, Pfeffer

Kartoffeln gründlich waschen, mit der Schale in kräftig gesalzenem Wasser etwa 20 min garen. Abgießen, abschrecken, pellen und abkühlen lassen. Kartoffeln in Scheiben schneiden. Tomate waschen, Stielansatz entfernen, Fruchtfleisch achteln. Mexikanische Gemüseplatte in ein Sieb geben und abtropfen lassen. Die Eier etwa 6 min kochen lassen, abschrecken, pellen und abkühlen lassen. Kartoffeln, Tomaten und mexikanische Gemüseplatte in eine Schüssel geben. Essig, Olivenöl, Ketchup und Salatkräuter dazugeben und alles vermischen. Mit Salz und Pfeffer herzhaft abschmecken. Salat auf zwei Tellern anrichten. Eier halbieren und mit dem Salat servieren.

Birnen-Toast
6 Scheiben Toastbrot
2 TL Butter
3 Scheiben Gourmet-Metzger-Hinterschinken
1 Pckg. Hüttenkäse
Pfeffer
3 reife Birnen

Toastbrot im Toaster goldbraun rösten, dünn mit Butter bestreichen. Schinkenscheiben halbieren und Brotscheiben damit belegen. Hüttenkäse darauf geben, verstreichen und mit etwas Pfeffer bestreuen. Birnen waschen, halbieren, Kerngehäuse herausschneiden. Längs in feine Spalten schneiden. Birnenspalten auf den Hüttenkäse legen.

Forellenfilets mit Linsensalat

1/2 Dose Linsen
1/2 Zwiebel
2 EL Branntweinessig
1/2 Becher Apfelsaft
Salz, Pfeffer
1 TL Senf
2 TL Sonnenblumenöl
1 Apfel mit roter Schale
2 Pckg. Forellenfilets (à 125 g)

Linsen in ein Sieb geben, kurz abspülen und abtropfen lassen. Zwiebel abziehen und in sehr feine Würfel schneiden. Essig mit Apfelsaft, Salz, Pfeffer und Senf verrühren. Sonnenblumenöl unterschlagen. Apfel waschen, vierteln, Kerngehäuse herausschneiden. Fruchtfleisch fein würfeln. Sofort in die Salatsauce geben, damit die Äpfel nicht braun werden. Linsen zugeben und alles vermischen. Forellenfilets mit dem Linsensalat anrichten.

Rote-Bete-Salat mit Feta

1 Glas Rote Bete in Scheiben (350 g Abtropfgewicht)
1 EL Essig
1 TL Senf
Pfeffer
2 TL Sonnenblumenöl
1 kleine Knoblauchzehe
1/2 Zwiebel
1/2 Pckg. Feta

Rote Bete gut abtropfen lassen. Essig, Senf, Pfeffer und Öl zu einer Marinade verrühren. Knoblauch und Zwiebel abziehen. Den Knoblauchpressen, die Zwiebel fein würfeln und beides zur Marinade geben. Feta in kleine Stücke bröckeln. Marinade mit Feta und der Roten Bete vermischen und auf zwei Tellern verteilen.

Dazu paßt Baguette oder Vollkornbrot.

13.
Für den Ferntouristen: AlDiät im Winter

Eine Diät im Winter? Total antizyklisch, in der Zeit der Festessen und Schlemmereien? Wenn es sogar bei Aldi Entenbraten und Gänsebrüste in der Truhe gibt? Ganz zu schweigen vom geballten Weihnachts-Leckerkram, angefangen bei Christstollen über Marzipankartoffeln bis hin zu den unvermeidlichen Dominosteinen? Begleitet von inner- und außerbetrieblichen feuchtfröhlichen Weihnachtsfeiern? Wie soll der Mensch angesichts dieser Freßwellen abnehmen? Eine echt starke Motivation muß her – sonst schaffen Sie die Kurve vor den süßen Sachen nicht.

Da wäre zunächst mal der Jahreswechsel. Wer möchte schon das neue Jahr dicklich beginnen? Ein Silvesterfest ist immer mit guten Vorsätzen gespickt – und außerdem fallen zwei Drittel unseres Winters nun mal ins neue Jahr, selbst wenn alle Frauenzeitschriften so tun, als finge im Februar der Frühling an (die neue Frühjahrsmode). Was spricht nun dagegen, schon im Vorfeld dieses Silvesters die guten Vorsätze voranzutreiben?

Aber es gibt natürlich auch eine Motivation, die jenseits von Weihnachten und Jahreswechsel liegt. Schließlich gibt es ja eine ganz spezielle, zunehmende Gruppe von Abnehmkandidaten: die Ferntouristen! Das ganze Jahr als Stammkunde bei Aldi halten sie die Moneten zusammen, um dann Weihnachten auf die Malediven zu entfliehen, nach Florida, Südafrika – oder etwas sparsamer nach Kuba. Man gönnt sich ja sonst nichts. Die Sache hat nur einen Haken: Raus aus der schmeichelnden Wintergarderobe, rein in die nabelfreien Shirts, kurzen Röckchen, knappen Zweiteiler. Die erste Anprobe verläuft in der Regel niederschmetternd. Die Dramatik erhöht sich noch, weil im deutschen Handel tiefster Frost herrscht – allenfalls ein zeit- und geschmackloser Einteiler ist noch zu kriegen. Von Angeboten ganz zu schweigen. Aber – think positive – das erhöht den Erfolgsdruck, motiviert zusätzlich für die Diät. Und zur Einstimmung darf die dann auch ein bißchen exotisch sein: Reis-Crash-Kur und zusätzlich eine Ingwerzehe im Kühlschrank und Curry im Gewürzbord. So gewappnet können Sie der Sonne entgegendüsen!

Rezepte für je 2 Personen
Maßeinheit: 200-g-Sahne-Becher
Wichtig: Kein zusätzliches Fett beim Kochen verwenden!

Die Reis-Crash-Kur

Für ein Wochenende (Sa/So) kaufen Sie am Freitagnachmittag ein:

Obst und Gemüse
1 Zitrone, 2 Orangen, 1 frische Ananas, 2 Mandarinchen, 1 Chinakohl, Knoblauch, 1 Bund Frühlingszwiebeln, 200 g Karotten, 1 Paprika, 3 Tomaten, 250 g Champignons, 1 Gurke, 1 Ingwerknolle

Dauerwaren
500 g Langkornreis, Cashewkerne

Milchprodukte
2 Milchreis, evt. fettarme Milch zum Kaffee

TK-Produkte
Asiatische Gemüsepfanne, Schweinefilet-Medaillons (4 St.)

Sonstiges
Öl, Essig, Sojasauce, Zimt, Salz, Pfeffer, Curry

Wichtig: Für das Wochenende 4 Becher Reis in 8 Becher Salzwasser kochen, in 4 Portionen teilen.

Samstag
Morgens:

Milchreis mit Ingwer

1 Becher Milchreis (Kühltheke) mit geraspeltem Ingwer und 2 kleingeschnittenen Orangen mischen.

Mittags:

Asiatische Gemüse-Pfanne

1 TL Öl in der Pfanne erhitzen, 1/2 Pckg. TK-Asiatisches Pfannen-Gemüse hineinzugeben und bei geringer Hitze garen. 1 Portion Reis untermischen und heiß werden lassen. Mit geraspeltem Ingwer und Sojasauce abschmecken.

Abends:

Süß-saurer Reis-Chinakohlsalat

Chinakohl putzen, waschen, halbieren und in Streifen schneiden. 1/2 Ananas in Stücke schneiden. 1 EL Essig mit 1 TL Öl, Sojasauce, Salz, geraspeltem Ingwer und Pfeffer verrühren. Ananas, Chinakohl, 1 Portion Reis und Salatsauce mischen.

Sonntag

Morgens:

Milchreis mit Ananas

1 Becher Milchreis mit der restlichen Ananas und den Mandarinchen mischen.

Mittags:

Gebratener Reis aus dem Wok

Knoblauch schälen und fein hacken. Karotten, Paprika, Frühlingszwiebeln waschen, Karotten schälen und in feine Streifen schneiden. Paprika in Rauten schneiden. Hälfte des restlichen Chinakohls in Streifen schneiden. Schweinefilets abspülen, in Streifen schneiden. 2 TL Öl im Wok erhitzen, Fleisch darin anbraten, herausnehmen, dann das Gemüse darin anbraten, 1 Portion Reis dazugeben. Mit Sojasauce, Pfeffer und Ingwerraspeln würzig abschmecken.

Abends:

Rohkostsalat mit Curryreis

Kopfsalat waschen. Mit restlichem Chinakohl in mundgerechte Stücke zupfen. Champignons putzen, Gurke waschen und in Scheiben schneiden. Tomaten waschen, vierteln. Aus 1 TL Öl, Sojasauce, Essig, Salz, Pfeffer und Curry eine Salatsauce herstellen. 1 Portion Reis, Salat, Tomaten, Gurken und Champignons untermischen. Mit 2 EL gehackten Cashewkernen bestreuen.

10x hot im Winter

Chili con Carne
250 g Hackfleisch (1/2 Pckg. TK)
1 Zwiebel
1 grüne Paprikaschote
1 Dose Kidney-Bohnen
1 Beutel »Fix für Chili con Carne«

Hackfleisch mit einem Sägemesser durchschneiden, die eine Hälfte wieder ins Tiefkühlfach geben. Die andere Hälfte auftauen lassen. Zwiebel abziehen, halbieren und fein würfeln. Paprika vierteln. Trennwände und Kerne entfernen. Das Fruchtfleisch waschen und quer in Streifen schneiden. Kidney-Bohnen in ein Sieb geben, abtropfen lassen und mit kaltem Wasser abspülen.

Hackfleisch in einer beschichteten Pfanne ohne Fett anbraten. Dabei mit einem Schneebesen umrühren, damit das Hackfleisch »bröselig« wird. Das ausgebratene Fett (leider ist das Hackfleisch ziemlich fett) großzügig mit einem Löffel abheben. Dann Zwiebeln und Paprika dazugeben und mitbraten. Nach Packungsanleitung 1 1/2 Becher Wasser zugeben und das »Fix für Chili con Carne« einrühren. Bohnen zugeben und alles 5 min kochen lassen. Dazu paßt Baguette.

ⓘ Tip: Sie können auch das ganze Hackfleisch auftauen lassen. Aus der anderen Hälfte Bolognese fettarm kochen: Fleisch anbraten, Fett abschöpfen. 1 gewürfelte Zwiebel mit 4-5 gewürfelten Tomaten ohne Fett zugeben und kurz schmoren lassen. Eine Knoblauchzehe abziehen und zur Sauce pressen. Mit Salz, Pfeffer und Kräutern der Provence abschmekken. Zu 250 g Spaghetti auftischen.

Griechische Bohnen mit Feta überbacken

2 1/2 TL Olivenöl
1 Zwiebel
2 Knoblauchzehen
1 Dose weiße Bohnen mit Suppengrün
2 EL Katenschinken in Würfeln
1 Dose geschälte Tomaten
Salz, Pfeffer, Oregano, Muskat, Zimt
1/2 Pckg. Feta

Backofen auf 200 Grad vorheizen. Eine flache Auflaufform mit 1/2 TL Olivenöl einpinseln.

Zwiebel und Knoblauch abziehen. Zwiebel würfeln, Knoblauch durch die Knoblauchpresse drücken. Bohnen in ein Sieb geben, kalt abspülen und abtropfen lassen.

Olivenöl in einer Pfanne erhitzen. Zwiebel, Knoblauch und den Katenschinken darin anbraten. Zuerst die geschälten Tomaten mit Saft dazugeben und grob zerkleinern. Bohnen hinzufügen und in den Tomaten aufkochen. Mit Salz, Pfeffer, Oregano, Muskat und Zimt würzen und in die Auflaufform geben. Feta über den Bohnen in kleine Stückchen bröckeln. Im Backofen auf der mittleren Schiene etwa 20-25 min überbacken.

Dazu paßt Fladenbrot.

ⓘ Tip: Die Bohnen sind eine tolle Beilage zu den Lammsteaks, die noch nach der Zubereitung der Lammsteak-Pfanne (Rezept S. 100) übrigbleiben. Dann aber leicht verändern: Bohnen ohne Schinkenwürfel zubereiten und nicht mit Feta überbacken.

Schmarrn mit Banane und Preiselbeer-Joghurt-Sauce
2 Eier, getrennt
1 gestrichener EL Zucker
1 Becher fettarme H-Milch, 1,5% Fett
1 1/4 Becher Mehl, Type 405 (150 g)
1 große, reife Banane
2 EL Sultaninen
1 Prise Salz
1 EL Sonnenblumenöl
3-4 EL Wildpreiselbeeren
1 Becher probiotischer Joghurt »Biotic«, 3,5% Fett

Eigelb mit Zucker schaumig rühren. Zuerst die Milch, dann das Mehl in einem Schwung dazugeben und sofort unterrühren. Banane schälen und in Scheiben schneiden. Zusammen mit den Sultaninen zum Teig geben. Eiweiß mit Salz steif schlagen und unterziehen.

Backofen auf 60 Grad vorheizen. Die Hälfte des Sonnenblumenöls in einer beschichteten Pfanne erhitzen. Teig etwa 1 cm dick in die Pfanne geben und von beiden Seiten goldbraun backen. Dann den Schmarrn mit zwei Gabeln in kleine Stücke zerreißen und diese unter häufigem Wenden bräunen. Im Backofen warm stellen. Der Teig ergibt insgesamt drei Schmarrn.

Wildpreiselbeeren mit Joghurt glattrühren. Zum Schmarrn servieren.

① Tip: Nicht erschrecken: Die Bananenstücke werden beim Backen weich. Das ist genau richtig, denn so entfalten sie ihr volles Aroma und ihre Süße.

① Tip: Beim Backen nur so viel Teig in die Pfanne geben, daß nicht der ganze Pfannenboden bedeckt ist. So kann man besser zum Wenden des schweren Teiges (durch die Banane und die Sultaninen) ansetzen.

Rösti mit geschmorten Möhren in Apfelsaft
500 g festkochende Kartoffeln (etwa 4 große)
Salz, Pfeffer
3 EL Katenschinken in Würfeln
2 EL Sonnenblumenöl
400 g Möhren (etwa 5 mittelgroße)
1 Zwiebel
1/2 Becher naturtrüber Apfelsaft
1 TL Petersilie

Am Vortag die Kartoffeln gründlich waschen und in Salzwasser in etwa 20 min nicht ganz gar kochen. Abgießen und abkühlen lassen.

Kartoffeln am nächsten Tag schälen, mit einer Gemüsereibe grob reiben und mit Salz und Pfeffer würzen. Katenschinken untermischen. Backofen auf 60 Grad vorheizen. Einen halben EL Sonnenblumenöl in einer beschichteten Pfanne erhitzen. Kartoffelmasse hineingeben, mit einem Pfannenwender einen flachen Fladen formen. Die Unterseite der Rösti in 15 min bei schwacher Hitze goldbraun braten. Dann einen Teller (flacher Teller oder Kuchenteller) auf die Rösti legen, dagegendrücken und die Pfanne umdrehen. Das restliche Öl in der Pfanne verteilen. Rösti mit der gebräunten Seite nach oben in die Pfanne zurückgleiten lassen und in weiteren 15 min fertig braten. Im Backofen warm stellen.

Inzwischen Möhren putzen, waschen, schälen und in Scheiben schneiden. Zwiebel abziehen und fein würfeln. Sonnenblumenöl in einem Topf erhitzen. Zwiebel darin anbraten. Möhren zugeben und kurz mitbraten. Apfelsaft angießen. Möhren in etwa 15 min bißfest garen. Mit Salz, Pfeffer und Petersilie würzen.

Rösti vierteln und zusammen mit dem Möhrengemüse auf Tellern anrichten.

① Tip: Vegetarier lassen den Schinken weg und krönen die Rösti mit 1 dicken Löffel Schmand pro Portion.

Spaghetti mit Lachs und Brokkoli

1 TK-Lachsfilet (etwa 150 g)

1 EL Zitronensaft

300 g Brokkoli (etwa 450 g ungeputzt)

1 Becher Gemüsebrühe

1/2 Pckg. Spaghetti

Salz

Muskat

1 Knoblauchzehe

2 TL Butter

3 gehäufte TL Mehl, Type 405

1/2 Becher fettarme H-Milch, 1,5% Fett

Lachsfilet auftauen, kalt abbrausen und trockentupfen. Mit Zitronensaft einreiben. In mundgerechte Stücke schneiden. Brokkoli putzen, Röschen abschneiden und waschen. Gemüsebrühe zum Kochen bringen und den Brokkoli darin in 10 min bißfest garen. Inzwischen Spaghetti in Salzwasser »al dente« kochen. Brokkoli mit einer Schaumkelle herausheben und warm stellen. Brokkolisud in einem Becher mit Wasser auffüllen. Knoblauch abziehen, durch die Knoblauchpresse geben.

Butter in einem Topf erhitzen. Knoblauch kurz darin andünsten, mit Mehl bestäuben. Brokkolisud und Milch angießen, kräftig umrühren und aufkochen lassen. Mit Salz und Muskat würzen. Lachsstücke in die Sauce geben und bei mittlerer Hitze in 3-4 min garziehen lassen.

Spaghetti abgießen und auf Teller geben. Brokkoli darauf anrichten und mit Lachssauce servieren.

Lammsteak-Weißkohl-Pfanne
1/2 Pckg. TK-Lammsteaks (etwa 200 g)
1/2 kleiner Kopf Weißkohl (knapp 500 g)
1 Zwiebel
2 TL Olivenöl
1 Becher Gemüsebrühe
1 Messerspitze Kümmel
Pfeffer

Lammsteaks am besten über Nacht im Kühlschrank auftauen lassen. Verpackung aufschneiden, Steaks herausnehmen und in Streifen schneiden. Marinade beiseite stellen.

Weißkohl halbieren, den Strunk herausschneiden und den Kohl waschen. Quer in feine Streifen schneiden. Zwiebel abziehen und würfeln.

Olivenöl in einer hohen Pfanne erhitzen und die Zwiebel darin anbraten. Weißkohl dazugeben und rundum kräftig anbraten. Gemüsebrühe angießen, mit Pfeffer und Kümmel würzen. Weißkohl in etwa 15 min bißfest garen.

Inzwischen Marinade (ohne zusätzliches Fett) in eine Pfanne geben und die Lammsteaks darin von allen Seiten anbraten. Den Bratenfond mit etwas Weißkohlsud loskochen und alles zum Weißkohl geben. Noch einmal abschmecken und servieren.

Dazu paßt Aufback-Baguette.

① Tip: Die Lammsteaks braten nicht sofort, sondern köcheln zuerst in der Marinade. Einfach so lange abwarten, bis die Kochflüssigkeit verdampft ist und das Fleisch anfängt zu bräunen.

① Tip: Restl. Weißkohl zur Hälfte für den Weißkohl-Ananas-Salat (Rezept S. 108) verwenden. Den Rest für eine winterliche Gemüsesuppe mit Zwiebel, Lauch und Möhren verwenden.

① Tip: Das Rezept schmeckt auch mit Sauerkraut. Für zwei Personen drei gut gefüllte Becher Sauerkraut verwenden. Zubereitung ansonsten wie oben im Rezept.

Semmelknödel mit Pilz-Ragout
1 Pckg. Semmelknödel
1 Zwiebel
1 Pckg. Champignons (500 g)
2 Tomaten
2 TL Sonnenblumenöl
2 EL Katenschinken
2 EL trockener Weißwein (z. B. Pinot Grigio)
1 EL Cremerie Kräuter, 60% Fett
Salz, Pfeffer

Semmelknödel in einem Topf mit reichlich kaltem, leicht gesalzenem Wasser legen und 5-10 min quellen lassen. Dabei ab und zu wenden.

Inzwischen Zwiebel abziehen und würfeln. Champignons putzen, evtl. waschen und in feine Scheiben schneiden. Tomaten waschen, Stielansatz entfernen. Das Fruchtfleisch würfeln.

Wasser für die Knödel aufkochen und 1 Minute kochen lassen. Dann 15 min bei schwacher Hitze ziehen lassen.

Sonnenblumenöl in einer hohen Pfanne erhitzen. Zwiebel und Katenschinken darin andünsten. Champignons dazugeben und kräftig anbraten. Wenn sich Pilzflüssigkeit in der Pfanne bildet, die Tomaten und den Wein dazugeben und zusammen köcheln lassen. Den Kräuterfrischkäse hinzufügen und mit Salz und Pfeffer abschmecken. Die Knödel in kaltem Wasser kurz abschrecken, die Hülle aufreißen. Semmelknödel auf dem Pilzragout servieren.
ⓘ Tip: Die Sauce muß nicht mit Mehl gebunden werden. Sie wird durch die Tomatenstückchen und den Kräuterfrischkäse sämig!

Geflügelcurry mit Ananas
2 TK-Hühnerbrustfilets (etwa 250 g)
1/2 Ananas
3 TL Sonnenblumenöl
1 Becher Parboiled Reis
2 Becher Gemüsebrühe
1/2 TL Curry
Salz, Pfeffer
2 EL gehobelte Mandeln

Hühnerbrustfilets 1/2 bis 1 Stunde antauen lassen und in mundgerechte Würfel schneiden. Von der Ananas den Deckel abschneiden. Vier Scheiben Ananas abschneiden. Die Scheiben schälen und die »Augen« herausschneiden. Strunk entfernen und das Fruchtfleisch in Stücke schneiden.

1 TL Sonnenblumenöl in einer Pfanne erhitzen und die Hühnerbrustfilets rundum kräftig anbraten. Herausnehmen und warm stellen. Das restliche Sonnenblumenöl in die Pfanne geben, den Reis darin anbraten und mit Gemüsebrühe angießen. Curry zugeben. Reis aufkochen lassen und bei schwacher Hitze 16-18 min quellen lassen, bis die Flüssigkeit aufgesogen ist. 5 min vor Ende der Garzeit Hühnerbrustfilets und Ananasstücke hinzufügen, vermischen und im Reis erhitzen. Mit Salz und Pfeffer abschmecken.

Mandeln trocken in einer Pfanne rösten, bis sie anfangen zu duften, dann sofort herausnehmen. Geflügelcurry mit Mandelblättchen bestreut servieren.

① Tip: Die restliche Ananas mit Frischhaltefolie abdecken und möglichst am nächsten Tag verwenden, z. B. für den Weißkohlsalat (Rezept S. 108).

Ofenkartoffeln mit Lauch
1 TL Olivenöl für das Blech
500 g Kartoffeln
1 Stange Lauch
2 Eier
1/2 Becher fettarmer Joghurt mild, 1,5% Fett
2/3 Becher geriebener Emmentaler Käse, 45% F. i. Tr.
Salz, Pfeffer, Paprikapulver

Backofen auf 220 Grad vorheizen. Das Backblech mit Olivenöl einpinseln. Kartoffeln schälen und in dünne Scheiben (etwa 4 mm dick) schneiden. Scheiben nebeneinander dicht an dicht auf das Backblech legen. Mit Salz und Pfeffer bestreuen. Kartoffeln im Backofen auf der obersten Schiene so lange backen, bis sie beginnen, Blasen zu werfen und zu bräunen (ca. 15 min).

Inzwischen Lauch putzen und gründlich waschen. In feine Ringe schneiden. Eier in einer Schüssel verrühren. Joghurt dazugeben und vermischen. Mit Salz, Pfeffer und Paprikapulver herzhaft abschmecken. Die fertigen Kartoffeln aus dem Ofen nehmen. Zuerst den Lauch, dann den Eierguß über den Kartoffeln verteilen. Emmentaler gleichmäßig darüberstreuen. Anschließend die Kartoffeln wieder in den Backofen (diesmal allerdings auf die mittlere Schiene) schieben und 15 min überbacken.

Variante:

Die Ofenkartoffeln schmecken auch toll, wenn Sie über dem Lauch eine Dose Krabben (aus dem Kühlregal) verteilen und erst dann den Eierguß darübergießen.

Florentiner Suppe mit Knoblauchcroutons

1 Zwiebel
2 Knoblauchzehen
3 TL Olivenöl
1 Pckg. Rahmspinat
2 1/2 Becher Gemüsebrühe
2 EL trockener Weißwein (Pinot Grigio)
4 Scheiben Buttertoastbrot

Zwiebel und Knoblauch abziehen. Zwiebel fein würfeln, Knoblauch durch die Knoblauchpresse drücken. 1 TL Olivenöl in einem Topf erhitzen. Zwiebel und die Hälfte des Knoblauchs darin andünsten. Rahmspinat mit Gemüsebrühe zugeben. Spinat auftauen lassen, aufkochen und alles pürieren. Anschließend mit Weißwein verfeinern (das ist echt wichtig).

Jetzt die super fettarmen Croutons zubereiten: Das restliche Olivenöl mit dem restlichen Knoblauch mischen. Buttertoast goldbraun toasten. Knoblauchöl mit einem Backpinsel von beiden Seiten auf die Toastbrote streichen. Toasts würfeln und erst bei Tisch auf die Suppe streuen.

14.
Aldi und die Schönheit

Ich schreibe über Essen und Trinken. Und manchmal koche ich auch. Dann kommt's auch vor, daß ich die Rezepte fotografieren lasse. Bei einem Food-Fotografen natürlich. Mit einer Food-Stylistin, die sich um das Drumherum kümmert – die Tassen und Tafeltücher, das Silber und so. Ich kümmere mich um das Essen – ganz klar.

Da kommt es nicht so auf den Geschmack an, sondern auf die Optik. Perfekt muß es sein – ganz so wie nie im richtigen Leben. Dieses Mal war die Ente dran: ganz, Brust, Keule. Wunderschön festlich. Sie müssen wissen – mit Enten, das ist nicht so einfach. Erst steht das Studio geschlossen vom Fotografen bis zum Assistenten mit Pinzetten um den Vogel herum und rupft. Ein Anblick wie im OP. Gleich ruft einer »Tupfer, bitte!« Denn die perfekt gerupfte Ente – die gibt's einfach nicht.

Und dann kommt das Braten – mit Delikatesse tupfen, pinseln, pusten. Unsere erste Entenkeule war ein Flop. Der Kunde ist natürlich fixiert auf sein Produkt. Da nützt kein Tafelsilber – das Entenbein ist das Objekt der Begierde.

Sein Fax ist niederschmetternd – mit scharfen Pfeilen und einem Entenkeulenumriß: Leichenhaut – Stelle umkringelt. Der Mann hat leider recht – echt blaß, die Stelle, richtig tot – eigentlich ja auch logisch. Schließlich ist so ein Entenbein ja tatsächlich ... denken wir lieber nicht daran. Und dann noch: starke Bratflecken – 5 Kringel. Ja – was denn sonst? Masern? Blaue Flecken? Aber als Profi weiß ich: Der Mann hat recht! Makellose, gleichmäßige Ganzkörperbräune hat das Entenbein zu überziehen – wie nach dem Besuch eines Sonnenstudios. Da mag man ja auch keine Flecken!

Also da capo. Neue Entenbeine, neuer Termin (ein Fotograf kostet Tausende am Tag – ist Mr. Entenbein das eigentlich klar?). Entenbeine vom ersten Feinkosthändler Freiburgs. Na ja – aus der ganzen Ente 'rausgesäbelt (»Ententeile führen wir nicht«) etwas kurz, etwas brutal – und riesengroß.

Ich habe morgens eine Live-Sendung, eile

übernächtigt vom Sender ins Fotostudio. Meine Mitarbeiterin kümmert sich schon um die Entenbeine. Ich pinsel liebevoll mit, entferne noch hier und da mit Pinzette und Q-Tip kleine Schönheitsfehler – die Sache ist geritzt. Noch ein liebevoller Blick auf die Beinchen – eigentlich möchte ich ja Strempel sagen, aber das mag der Kunde nicht. Ich düse nach Hause – nicht ohne zuvor beim Schwimmbad vorbeizufahren, um die Mütze aus Irland, die mein Jüngster von seinem Bruder – aber die Geschichte erzähle ich ein andermal.

Komme also zurück in die Küche – hungrig wie ein Löwe, angeturnt vom Fotostudio-Entenbeinduft. Meine zwei Kleinen sitzen da um den Mittagstisch mit Praktikantin Sonja und Frau M., meiner absoluten Perle. Haben schon gegessen. Alle gucken mich etwas belämmert an. Stille.

Sonja lächelt bemüht strahlend: »Es ist etwas Schreckliches geschehen! Das Studio hat angerufen. Die Entenbeine sind verbrannt!« Sie hat ja länger in den USA gelebt. Positives Denken, Lächeln macht das Leben leichter und so. Meines nicht! Weinen soll sie, die Hände ringen, verzweifelt sein! Wie ich! Wo ich doch so einen Hunger habe. Und noch so viel zu tun!!!

Ich atme in den Bauch – habe ich bei der Geburtsvorbereitung gelernt – hilft immer. Greife zum Hörer. Nein, ich werde jetzt keine Schuldzuweisungen vornehmen. Als Profi weiß ich: Problemlösung suchen, sonst nichts, auch keine Schuld. Ergo: Wo krieg' ich am Freitagmittag neue Entenbeine her? Am besten auch noch deutsche! Frische, schöne! Was heißt hier schöne – makellose!

Die Kneipen haben nur Gänse. Der Supermarkt kriegt die Keulen erst um 4. Beim Hertie sitzt die Frischgeflügelabteilung geschlossen und unerreichbar an der Kasse – »Wir haben jetzt Stoßzeit«, sagen mir die Süßwaren und können mir nichts über eventuell vorhandene Entenbeine erzählen. Gute Metzger schließen selbstredend in Freiburg über Mittag. Und der Gruninger um die Ecke? Ich galoppiere los. Hat auch zu. Aber Aldi hat auf! Und hat eine Ente in Teilen in der Truhe!

Ich atme auf. Greife in die Truhe, bekomme wegen meines seltsamen Kaufs und meines gehetzten Blicks einen Gnaden-Quereinstieg vor der Kasse (der Aldi-Kunde weiß, wenn's wirklich brennt. Und solidarisch ist er dann auch – wenn's um Ententeile geht). Ob die schön sind???? Egal – her mit den Teilen, ausgepackt. Sie sind umhüllt von bräunlicher Würzpampe. Aber man weiß sich schließlich zu helfen – ab unter den Wasserhahn. Doch welcher Schock. Prügeln sie die Enten vor dem Schlachten? Oder sind's die Rupfmaschinen? So ohne Würz-Make-up sind die Keulen nicht nur weiß. Sie sind gescheckt! Sie strotzen nur so vor blauen Flecken. Ich sinke ermattet und verzweifelt auf den Küchenstuhl. Oh Aldi! Oh Schönheit! Ich weiß: Auf den Inhalt kommt es an. Aber leider nicht jetzt. Nicht bei Fotoproduktionen. Ein letzter Hoffnungsschimmer: mein Tiefkühlschrank. Und tatsächlich – ich angle aus dem Chaos ein Doppelpack Barbarie-Entenbrüste – von der letzten Foto-Produktion. Ab in die Mikro – wie die wohl aussehen?

Sie sind schön – ich stopfe jede in eine Tüte, hechte los – hoffentlich komme ich nicht in den Freitagsstau. Alles geht gut! Gott sei Dank! Ich stürze mit den kostbaren Beinen ins Studio. Packe aus, tupfe, rupfe, zupfe. Doch halt – wo ist die zweite Keule? Wir suchen auf dem Tisch, unter dem Tisch, in Kartons und Tüten – hat etwa Maja, die Studio-Hündin …? Maja schläft. Ich zweifle an meinem Verstand. Ob ich das Bein nicht doch im Auto …

Ich renne nach draußen. Der Fotograf hinter mir her. Und da, vor uns auf dem Trottoir – blaß und mit Schotterflecken, liegt meine Keule! Ich habe ihm verboten, das zu fotografieren – wollte er nämlich. Quasi als Erinnerungsfoto vom Entendrama. Ich könnte jetzt natürlich alles etwas ausspinnen. Von Riesendoggen und dem Kampf um die Keule erzählen. Aber dies ist schließlich ein Tatsachenbericht. Wir haben die Keule gerettet und getupft. Und am Ende kam sie herrlich raus: makellos, ohne Leichen- und sonstige Flecken. Na ja, so ein bißchen Apfelkraut haben wir halt hingeschmiert.

Was soll ich sagen? Gearbeitet habe ich nicht mehr – dazu war ja schließlich das Wochenende da. Der Tag endete ausgesprochen harmonisch – meine zwei Jungs und ich, wir haben jeder eine aufgebratene Entenkeule verputzt. Einfach so, zum Abendessen. Die sahen nicht mehr so toll aus, aber geschmeckt haben die … Übrigens: Die von Aldi auch! Trotz blauer Flecken! Liegt das an der Pampe?

10x cool im Winter

Weißer Bohnensalat mit rohem Schinken
1 kleine Zwiebel
2 mittelgroße Möhren
1/2 Dose weiße Bohnen
2 TL Sonnenblumenöl
3 El Katenschinken
2 EL Essig
Salz, Pfeffer, 1 TL Salatkräuter
2 EL Cremerie Kräuter, 60% Fett
1 TL Senf

Zwiebel abziehen, halbieren und quer in feine Ringe schneiden. Möhren putzen, schälen und grob reiben. Die Bohnen in ein Sieb geben, kurz abspülen und abtropfen lassen.

Öl in einer Pfanne erhitzen und den Schinken darin anbraten. Essig mit Salz, Pfeffer, Kräuterkäse, Senf und Salatkräutern verrühren. Katenschinken mit dem Öl dazugeben. Bohnen, Möhren und Zwiebel mit dem Dressing vermischen.

Dazu passen Vollkorn- oder Knäckebrot.

Marinierte Zwiebeln

3 mittelgroße Zwiebeln (etwa 300 g)
2 Orangen
1 1/2 EL Olivenöl
1 EL Essig
2 EL Walnüsse (20 g)
2 EL Sultaninen
2 TL Honig
Salz

Zwiebeln abziehen und achteln. Orangen halbieren und pressen.

Olivenöl in einem Topf erhitzen und die Zwiebeln dazugeben. Von allen Seiten goldbraun anbraten. Mit Essig ablöschen.

Walnüsse grob hacken und zusammen mit den Sultaninen und dem Orangensaft zu den Zwiebeln geben. Alles zusammen etwa 15 min köcheln lassen. Mit Honig und Salz abschmecken. Abkühlen lassen. Lauwarm oder kalt servieren.

Dazu schmeckt Vollkornbrot, mit leichtem Aufschnitt wie Putenbrust belegt.

Weißkohlsalat mit Ananas

250 g Weißkohl (1/4 Kohlkopf)
1/2 Ananas
2 TL Sonnenblumenöl
2 EL Branntweinessig
4 EL Sahne, 30% Fett
Salz, Pfeffer

Den Strunk vom Weißkohl entfernen, Kohl waschen und quer in feine Streifen schneiden. Ananas schälen (die »Augen« herausschneiden) und in Scheiben schneiden, den holzigen Strunk jeweils kreisrund entfernen. Fruchtfleisch in Stücke teilen. Den Kohl mit dem Sonnenblumenöl in eine Schüssel geben und mit den Händen kräftig kneten. So wird der Kohl geschmeidiger. Ananas, Essig und Sahne dazugeben und gründlich vermischen. Mit Salz und Pfeffer herzhaft abschmecken.

① Tip: Wer gerne eine Fleischbeigabe hätte: 100 g Delikateß-Kasseler-Braten aus dem Kühlregal, in Streifen geschnitten, passen dazu. Dann zwei Eßlöffel Sahne weniger verwenden (oder Kaffesahne). Den restlichen

Bratenaufschnitt z. B. als Brotbelag verbrauchen.

Orangensalat mit Hühnerbrustfilet
3 Orangen
1 grüne Paprikaschote
1 kleine Zwiebel
1/2 Dose Mais
2 TL Sonnenblumenöl
2 TK-Hühnerbrustfilets (250 g)
2 EL Cremerie Kräuter, 60% Fett
1/2 Becher probiotischer Joghurt »Biotic« 3,5% Fett
Salz, Pfeffer

Zwei Orangen einschließlich der weißen Haut schälen und in Scheiben schneiden, diese halbieren. Paprika vierteln, Kerne und Trennwände entfernen. Fruchtfleisch waschen und quer in Streifen schneiden. Zwiebel abziehen, halbieren und in feine Ringe schneiden. Mais in ein Sieb geben und abtropfen lassen. Orangen, Paprika, Zwiebel und Mais in eine Schüssel geben und mischen. Die restliche Orange halbieren und pressen. Hälfte des Orangensaftes mit Kräuterfrischkäse und Joghurt verrühren. Mit Salz und Pfeffer abschmecken.

Salat mit dem Dressing vermischen und auf zwei Tellern anrichten.

Sonnenblumenöl in einer Pfanne erhitzen und die Hühnerbrustfilets darin von jeder Seite etwa 3 min goldbraun braten. Mit dem restlichen Orangensaft ablöschen. Zugedeckt bei mittlerer Hitze weitere 3-5 min garen.

Hühnerbrustfilets aus der Pfanne nehmen, in Scheiben schneiden und heiß auf dem Salat verteilen. Sofort servieren.

Dazu schmeckt Ciabatta oder Aufback-Baguette.

Würzige Kartoffelcreme
400 g Kartoffeln (3 große)
Salz
1/2 Becher Gemüsebrühe
2 EL Cremerie Kräuter, 60% Fett
1 Knoblauchzehe
1 Zwiebel
1 EL Olivenöl
Salz, Pfeffer

Kartoffeln schälen und in Salzwasser etwa 20 min gar kochen. Abgießen, dabei das Kartoffelwasser auffangen. Kartoffeln sofort mit einem Kartoffelstampfer zerdrücken. Gemüsebrühe und eventuell noch etwas Kartoffelkochwasser zugeben. Kräuterfrischkäse einrühren.

Knoblauch abziehen und zu der Kartoffelcreme pressen. Zwiebel abziehen und in feine Würfel schneiden. Olivenöl in einer Pfanne erhitzen und die Zwiebeln darin kräftig anbraten. Zusammen mit dem Öl zu der Kartoffelmasse geben.

Kartoffelcreme mit Salz und Pfeffer herzhaft abschmecken. Als Brotaufstrich servieren. Wird noch würziger mit gehackten Kräutern.

① Tip: Tomatenscheiben und schwarze Oliven (2-3 pro Person) passen super zu der Kartoffelcreme.

Leichter Schichtsalat mit Zitronensauce
1 kleine Stange Porree
2 mittelgroße Möhren
1/2 Mango
1 Apfel
100 g geräucherte Putenbrust
2 Eier
1/2 Zitrone
2 EL Salatcreme
1 Becher probiotischer Joghurt »Biotic«, 3,5% Fett
1 TL Zucker
Salz, Pfeffer

Porree putzen (dunkelgrüne Teile nicht verwenden), längs halbieren, gründlich waschen und in sehr feine Ringe schneiden. Möhren putzen, Apfel waschen, vierteln, Kerngehäuse entfernen, Fruchtfleisch quer in Scheiben schneiden. Mango am Kern entlang halbieren, schälen und das Fruchtfleisch in Spalten schneiden. Putenbrust in Streifen schneiden.

Eier in etwa 6 min hart kochen. Abgießen, abschrecken, pellen und in Scheiben schneiden. Zitrone pressen. Saft mit Salatcreme und Joghurt verrühren. Mit Zucker, Salz und Pfeffer herzhaft abschmecken.

Porree (2 EL Porree zurücklassen), Putenbrust, Möhren, Eier und zuletzt die Mango in eine Glasschüssel schichten. Mit der Zitronensauce bedecken, den restlichen Porree darüberstreuen und servieren.

Thunfischbaguette
1 Pckg. Baguette-Brötchen
1 Dose Thunfisch im eigenen Saft
1 kleine Zwiebel
1 Tomate
2 TL Olivenöl
1 Pckg. Mozzarella
2 EL Ketchup
Salz, Pfeffer
Oregano

Backofen auf 200-220 Grad vorheizen. Baguette-Brötchen im Ofen auf mittlerer Schiene in 8-10 min fertig backen.

Inzwischen Thunfisch in einem Sieb abtropfen lassen.

Zwiebel abziehen und in feine Würfel schneiden. Tomate waschen, Stielansatz entfernen und das Fruchtfleisch ebenfalls fein würfeln.

Thunfisch mit einer Gabel zerpflücken. Olivenöl, Zwiebel und Tomate zugeben. Mozzarella würfeln und mit der Thunfischmasse vermischen. Mit Ketchup, Salz, Pfeffer und Oregano würzen.

Baguette-Brötchen aus dem Ofen nehmen, anschneiden (nicht durchschneiden), aufklappen und die Thunfischmasse darauf verteilen.

Reissalat kreolische Art
1/2 Becher Parboiled Reis
100 g Delikateß-Hinter-Kochschinken
1 Becher Krabben aus dem Kühlregal
1/2 Dose Mais
1 kleine Zwiebel
1 rote Paprikaschote
1 1/2 EL Olivenöl
3 EL Essig
2 EL Ketchup
Salz, Pfeffer
Cayennepfeffer oder Tabasco

Reis in reichlich kochendes Salzwasser einstreuen, aufkochen und bei mittlerer Hitze 16-18 min quellen lassen. Inzwischen Schinken würfeln. Krabben und Mais jeweils in ein Sieb geben, kurz kalt abspülen und abtropfen lassen. Zwiebel abziehen, vierteln und in feine Ringe schneiden. Paprika vierteln, Kerne und Trennwände entfernen. Fruchtfleisch waschen und würfeln.

Reis in ein Sieb geben, abtropfen und abkühlen lassen.

Reis, Schinken, Krabben, Mais, Zwiebel und Paprika in eine Schüssel geben. Mit Öl, Essig und Ketchup vermischen. Mit Salz, Pfeffer, Cayennepfeffer oder einem Spitzer Tabasco würzen.

ⓘ Tip: Wer es besonders würzig mag, kann auch noch eine kleine Knoblauchzehe an den Salat pressen. Cayennepfeffer und Tabasco sind ziemlich »hot«. Wer es nicht so scharf mag, sollte erst einmal vorsichtig dosieren.

Zweifarbiger Obstsalat mit Walnuß-Schmand
2 kleine Äpfel
2 Bananen
1 kleine Mango
2 Orangen
1 Zitrone
2 EL Schmand, 24% Fett
1 Becher probiotischer Joghurt »Biotic«, 3,5% Fett
1 Beutel Vanillinzucker
2-3 EL Walnußkerne

Äpfel, Bananen und Mango schälen. Äpfel halbieren, Kerngehäuse entfernen und in feine Spalten, Bananen in Scheiben schneiden. Mango in Stücken vom Stein schneiden. Alles in eine Schüssel geben. Orangen einschließlich der weißen Haut schälen und die Filets herauslösen. Dabei gleich über der Salatschüssel arbeiten und den Saft auffangen.

Zitrone pressen. Die Hälfte des Saftes über die Früchte gießen. Alles vermischen, damit die Früchte nicht braun werden. Schmand mit Joghurt, dem restlichen Zitronensaft und Vanillinzucker glattrühren. Walnußkerne hakken und in einer Pfanne trocken rösten, bis sie anfangen zu duften. Mit der Schmandsauce verrühren.

Obstsalat auf zwei Tellern anrichten und mit Walnuß-Schmand servieren.

Feldsalat mit Pfirsichen und Käse
1 Pckg. Feldsalat (150 g)
1/2 Dose Pfirsiche
100 g Emmentaler oder Blauschimmelkäse
2 EL Essig
Salz, Pfeffer
1 TL Senf
2 TL Sonnenblumenöl

Feldsalat putzen und gründlich waschen. Die Pfirsiche abtropfen lassen und in feine Spalten schneiden. Den Käse würfeln. Den Essig mit Salz, Pfeffer, Senf und zwei Eßlöffeln Pfirsichsaft verrühren. Sonnenblumenöl unterschlagen. Feldsalat mit dem Dressing vermischen.

Auf zwei Tellern je einen Kranz aus Pfirsichspalten legen. In der Mitte den Feldsalat anrichten und mit Käse bestreut servieren.

ⓘ Tip: Die restlichen Pfirsiche für eine Quarkspeise verwenden: Speisequark 20% Fett mit 1/2 Becher fettarmer H-Milch rühren und 1 Beutel Vanillinzucker glattrühren. Pfirsiche würfeln und in den Quark geben. 2 EL gehobelte Mandeln in einer Pfanne trocken rösten, bis sie anfangen zu duften, dann sofort herausnehmen, abkühlen lassen und über den Quark streuen.

15.
Meine Wunderdiäten

Ich deutete es ja schon an: Auch ich habe Diäterfahrung. Denn während die meisten Frauen mit zunehmender Kinder- und Jahreszahl auch an Kilos zunehmen, ist es bei mir eher umgekehrt. Mich machen Kinder eben nicht nur glücklich, sondern auch schlank. Aber davor? Als Kind war ich zart – und mußte deshalb gepäppelt werden. Gleichzeitig aß und kochte ich gerne – kein Zufall, daß ich Food-Journalistin wurde. Aber im Abitur verbündete sich die Fürsorge meiner Mutter mit meinem Appetit: Ich legte glatt 5 Kilo zu. Aber ich wollte ja danach unbedingt fliegen. Über meine 5 Kilo mehr waren sie bei der Deutschen Lufthansa allerdings nicht erfreut. Das erbarmungslose Urteil: Abnehmen! Noch nie in meinem Leben haben mich Lebensmittel so angelacht, noch nie war ich so von unstillbarem Hunger verfolgt wie in dem Bewährungsmonat, an dessen Ende die Waage auf mich wartete. Ich kam von dem magischen Kilo nicht runter! Wahrscheinlich wollte man meinen Willen testen. Aber mein Eigenwillen war stärker! Am Tag davor zog ich die Notbremse: Reistag! Einen Tag nur Tee trinken und ungesalzenen, in Wasser gedämpften Reis essen. Dazu noch etwas Obst. Um 2 Kilo leichter schwebte ich bei der strengen Frau Kathge auf die Waage. Ich hatte gewonnen! Aber zwei Tage später waren die Pfunde natürlich wieder drauf ... das kümmerte allerdings keinen mehr. Reiner Flüssigkeitsverlust, sagt der Fachmann. Reis und Obst sind kaliumreich, auf Natrium, d.h. Salz, wird verzichtet, und schon schwemmt der Körper Wasser aus, damit das Kalium-Natrium-Verhältnis wieder ausgewogen ist. Mit anderen Worten: Geht es um den schnellen Erfolg, sind ein Reistag, ein Teetag oder ein Obsttag ideal! Nur: Er hält nicht an und frustriert deshalb. Aber so zwischendrin, zur Entlastung – sicher, warum nicht?

Doch das war erst der Anfang. Mein erster Flug kam: Bahamas-Mexiko. Umgeben von ranken Kolleginnen (früher waren Stewardessen immer viel, viel schöner – das hörten wir schon im 214. Lehrgang) am Karibik-Beach sah ich entsetzt an mir herunter. Der Konkurrenzdruck setzte ungeahnte Energien frei. Ich wurde ein Diätfreak. Denn jeden Monat an einem anderen Pool, ganz ohne Winterpause – das macht ganz schön Druck. Meine ersten Erfolge hatte ich mit einem Klassiker: der Mayo-Diät. Von einer Kopie aus dem Lexikon der Zeitschrift Essen und Trinken. Also, zum Glück mag ich Eier. Denn am Anfang gibt es 9 oder so. Und jede Menge Grapefruit. Vor allem: Ich hatte bei dieser Diät nie Hunger – was bei der Verweildauer hartgekochter Eier im Magen kein Kunststück ist. Und da man sich mit 19 noch keine Gedanken über den Cholesterinspiegel und ähnlich morbides Zeug macht, war ich glücklich. Zwei Wochen nahm ich ab wie eine Hungernde. Denn diese eiweißlastige Kur sorgte dafür, daß mein Stoffwechsel auf Hochtouren lief – die »spezifisch dynamische Wirkung von Eiweiß« wird das genannt. So gut wie keine Kohlenhydrate, kaum Fett. Das funktioniert tatsächlich – eine Zeitlang. Auf Dauer gibt's davon Gicht (wie bei den alten Rittern), Nierenprobleme, Arteriosklerose usw. Denn die gesund erhaltenden Kohlenhydrate mit all ihren Vitaminen, Mineralien und Bioaktivstoffen kommen zu kurz!

Da selbst ich es nicht länger als zwei Wochen mit all den Eiern aushielt und weil ich bei Normalkost unweigerlich wieder zunahm, winkte die nächste Kur: die Atkins-Diät. Fett, soviel man will, Fleisch ebenfalls ad libitum – nur die Kohlenhydrate waren böse. War mir recht! Ich liebe Pikantes, Fleisch, Käse – und alles bitte recht fett. Satt war ich immer, Brot ließ ich weg, denn die Wunderbrötchen aus Quark und Eiweiß, die Dr. Atkins empfahl, waren doch recht mühsam zu backen und schmeckten – nun ja ... Ich wurde immer schlanker – 50 kg bei 169 cm, das war doch schon ganz gut. Alles bestens, bis zu unserer Südindien-Reise. Da hätte mich die Diät fast den Ehemann (den zukünftigen) gekostet. Denn mit strikten Kostvorschriften reisen – und dann auch noch durch Indien ... schwierig! In jedem Hotel mußte er den Koch fragen lassen (als Frau tat man das nicht), ob im Cheese-Omelette auch kein »flour« sei. Das war nämlich das einzig »erlaubte« Frühstück für mich. Ich fürchte, die Ober verstanden immer »flower«, und sahen uns etwas verwirrt an, versicherten aber glaubhaft, daß nichts dergleichen drin war. Ich blieb jedenfalls schlank, und unsere Beziehung hat auch diese Krise überstanden.

Auf die Dauer erfüllte mich jedoch ein unstillbares Verlangen nach allem, was kohlenhydratreich und schön matschig war: Brot, Nudeln, Kartoffelbrei, Obst und Gemüse. Langsam, aber sicher nahm ich zu. In meiner Not griff ich zu einem Geheimtip, der in Fliegerkreisen kursierte: der Sherry-Diät. Natürlich nur außerdienstlich! Vor meinem nächsten »Heimaturlaub« orderte ich bei meinen Eltern 1 Flasche trockenen Sherry, 1 kg Emmentaler und 1 kg Tartar. Sonst nichts. Der Sherry war so trocken, daß es mich schüttelte, ich haßte Emmentaler, einzig das Tartar war erträglich. Aber ich war nonstop in gehobener Stimmung! Abgebrochen hab ich sie dann trotzdem. Den Emmentaler bekam ich einfach nicht runter. Und heute, als Ernährungswissenschaftlerin, kann ich natürlich nur entsetzt die Augen schließen vor dieser Art von Kur.

Es folgte die Ära der Schlankheitströpfchen – die halbe Kabinenbesatzung nahm sie. Denn sie wirkten tatsächlich Wunder: Sie nahmen den Appetit und machten total hyperaktiv – kurz: Sie griffen in den Stoffwechsel ein. Ich landete bei 48 Kilo. Und bekam meinen Studienplatz in Ernährungswissenschaften gerade noch rechtzeitig, bevor sich erste gesundheitliche Schäden einstellen konnten. Die Tröpfchen wurden bald darauf nämlich verboten.

An der Uni saß ich dann in den Grundvorlesungen zwischen schwergewichtigen angehenden Bierbrauern und Landwirten in Weihenstephan. Und kam mir zum ersten Mal in meinem Leben echt superschlank und zierlich vor. Wie das entlastete! Es entspannte mich so, daß mir mein Gewicht nicht mehr so wichtig war – ich nahm tatsächlich zu, ohne es zu merken. Und seitdem bin ich über den Berg. Keine Selbstversuche mehr mit einseitigen Diäten! Keine Diätexzesse! Statt dessen verlegte ich mich aufs Beobachten: Schließlich tanzt um mich herum alles weiter munter den Diätenreigen: Trennkost, Quellpillen, Xenikal, Weight Watchers, der Brigitte-Diät-Club, Apfelessig, Puh-err-Tee, Molke – und was das diätsüchtige Herz sonst noch so begehrt. Mein Mann (ja, eben derselbe von damals) probiert im Moment übrigens Puh-err. Ist ja jetzt auch voll im Trend.

Köchelverzeichnis

Apfelgrütze mit Zimtsauce   79
Asiatische Gemüse-Pfanne   93

Bandnudeln mit Lauch-Thunfischsauce   75
Bauernschnitten mit Schinken   26
Birnen-Toast   90
Bohnensalat mit Thunfisch, Zwiebel und Tomaten   68
Bohnensalat, weißer, mit rohem Schinken   107
Brötchen mit Frischkäse-Nuß-Aufstrich   25
Buttermilch-Porridge   25

Caprese   70
Chicorée-Cocktail, fruchtiger   89
Chili con Carne   95
Clafoutis mit Quark, Aprikosen und Rosinen   66

Eier in Senfsauce und Pellkartoffeln   58
Eier-Rucola-Salat   48
Eisbergsalat mit Käse und Mais   44
Eisbergsalat mit Schinken und Nudeln   48
Erbsensuppe, bunte   80

Feldsalat mit Pfirsichen & Käse   113
Florentiner Suppe mit Knoblauchcroutons   103
Forellenfilets mit Linsensalat   91
French Toast   25

Geflügelcurry mit Ananas   102
Geflügel-Paprika-Kebap   46
Gemüsesalat mit Kartoffel und Ei   90
Griechische Bohnen mit Feta überbacken   96
Grillauberginen-Toastauflauf mit Dosentomaten
    und Sauce Béchamel   56
Grillgemüse, mariniertes   53
Gurkensuppe, kalte   70

Hähnchenfilets in Tomatenmarinade   69
Haselnußrisotto mit Rosenkohl   74
Himmel & Erde-Auflauf   34

Joghurtküchlein mit Obstsalat   78

Kabeljau im Zwiebelbett   82
Kartoffel-Bohnen-Gratin mit Lammsteak   73
Kartoffel-Cornichon-Feta-Tortilla   38
Kartoffelcreme, würzige   110

Kartoffelsalat mit Wienerle 68
Kartoffelsuppe mit Rosenkohl 73
Kasselerpfanne, schnelle 81
Kidney-Bohnen-Paste mit Thunfischstückchen 86
Kohlrabigemüse mit Schlemmerfilet 59
Krabben-Nudeln-Erbsen-Cocktail 45
Kräuterquarkdip mit Gemüse 46
Kürbiskernbrot mit Lachsschinken und Ei 26

Lauch und Nudeln in Tomatenpüree
    mit Käse überbacken 36
Lammsteak-Weißkohl-Pfanne 100
Leinsamenschnitten mit Mozzarella 26

Milchreis mit Ananas 94
Milchreis mit Beeren oder Obstsalat 65
Milchreis mit Ingwer 93
Möhren-Orangen-Mozzarella-Salat 44
Möhreneintopf 35
Müsligrütze 24
Multivitamin-Schichtquark 87
Müsli, Früchte- 23
Müsli, fruchtiges 32
Müsli mit Obstsalat 49

Müsli, Pudding- 24
Müsli, Quark- 24

Nudelauflauf mit Aprikosen, süßer 60
Nudelauflauf, raffinierter, mit Krabben 33
Nudeln mit Chicorée-Gemüse 37
Nudelfrittata 33
Nudelsalat mit Tomatendressing 88
Nudelsalat, pikanter 32

Obstsalat, kerniger 53
Obstsalat, zweifarbiger, mit Walnuß-Schmand 112
Ofenkartoffeln 74
Ofenkartoffeln mit Putenbrust und Peperonata 56
Ofenkartoffeln mit Lauch 102
Orangensalat mit Hühnerbrustfilet 109

Paprikaschoten, gefüllte, mit Reis, Schinken und
    Zwiebeln in Tomatensauce 58
Pellkartoffeln mit sahnigen Pfifferlingen 73
Pfannkuchen mit Grapefruit 39
Putengulasch mit Paprika, Tomatenpüree, dicken
    Bohnen und Pasta 60
Putensteaks mit Apfel, Grapefruit und Curryreis 36

Quarkauflauf mit Orangen und Trockenpflaumen 40

Radieschencreme 69
Raspelapfel mit Studentenfutter 50
Ratatouille 54
Reis aus dem Wok, gebraten 94
Reis-Chinakohl-Salat, süß-sauer 94
Reissalat kreolische Art 112
Rösti mit geschmorten Möhren in Apfelsaft 98
Rohkost mit Dip 53
Rohkostsalat mit Curryreis 94
Rosenkohlsalat mit Emmentaler und
    Lachsschinken 86
Rote-Bete-Salat mit Feta 91
Rührei-Brot, herzhaftes 26

Salat satt 54
Sauerkraut Szegediner Art mit Wienerle und
    Kartoffelpüree 80
Schichtsalat, leichter, mit Zitronensauce 110
Schlemmerschnitten 88
Schmarrn mit Banane und Preiselbeer-Joghurt-Sauce 97
Schmorgurken-Hackfleischtopf mit
    Kartoffelpüree 78

Schokoporridge 24
Seelachsfilet mit Reis und asiatischem
    Pfannengemüse 61
Semmelknödel mit Pilz-Ragout 101
Spaghetti mit Auberginen-Ragout 76
Spaghetti mit Erbsensauce 38
Spaghetti mit Gemüsesauce 32
Spaghetti mit Lachs und Brokkoli 99
Spiegelei-Brot, herzhaftes 27

Thunfischbaguette 111
Thunfischcreme mit Gurken und Baguette 47
Thymianpilze, eingelegte, mit Lachsschinken
    und Brot 67
Tomaten im Quark-Feta-Ei-Kartoffelpüree-
    Soufflé-Bett 54
Tortelloni in Rahmspinat 34

Vitamin-Bombe 27

Weißkohlsalat mit Ananas 108
Wirsing-Linsen-Curry mit Schinken 77

Zucchini-Eintopf mit Hüttenkäse
 und Knoblauchbaguette 55
Zucchini, mit Parmesan bestreute, gegrillte,
 marinierte 66
Zwiebeln, marinierte 108

Aldidente
Die Kultbücher

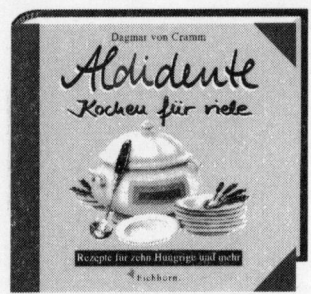

Aldidente. Kochen für viele.
Wie man mühelos Massen
satt und glücklich macht –
zu Hause, unterwegs und
ganz woanders.
3-8218-3497-8

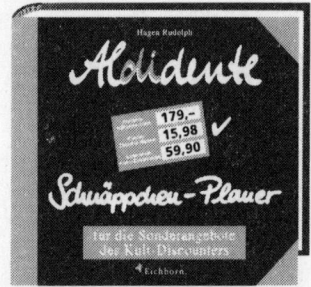

**Aldidente. Schnäppchen-
Planer.** Wer eine Neuanschaf-
fung plant, erfährt hier wann
es die begehrten Aldi-Sonder-
artikel gibt und wie teuer sie
sind.
3-8218-3562-1

Jedes Buch: 120 Seiten, gebunden. **DM 14,99**

Aldidente
zum Kultdiscounter

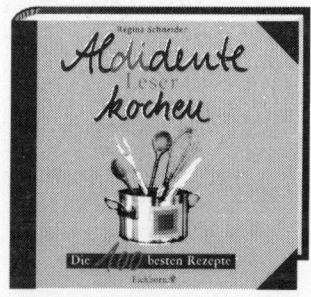

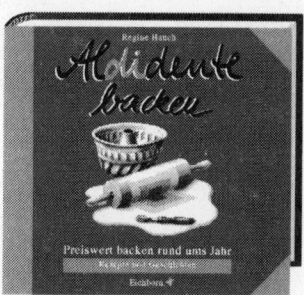

Aldidente backen. Torten, Kuchen, Plätzchen und herzhaftes Gebäck und das alles mit bewährter Aldi-Qualität.
3-8218-3498-6

Aldidente Leser kochen. Die 100 besten Rezepte, die Aldidente-Leser aus Aldi-Produkten kochen.
3-8218-3499-4

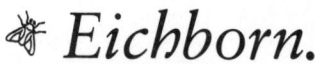

Kaiserstraße 66
60329 Frankfurt
Telefon: 069 / 25 60 03-0
Telefax: 069 / 25 60 03-30
www.eichborn.de

Wir schicken Ihnen gern ein Verlagsverzeichnis.